Chaly Goes To See The Doctor

Tshaj Lij Mus Ntsib Tus Kws Kho Mob

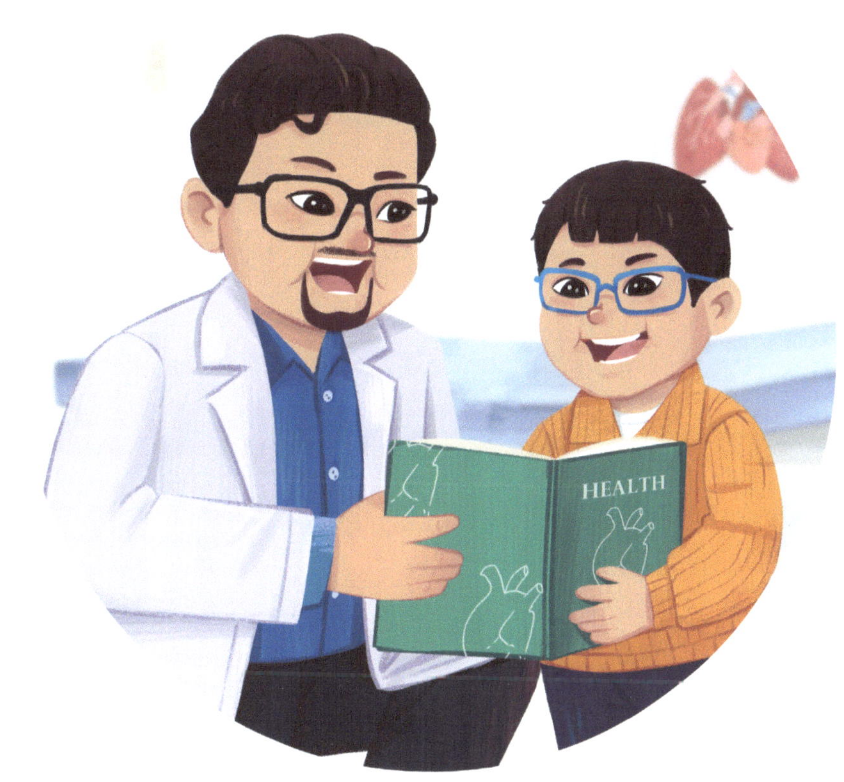

Story by Dr. Chee Vang

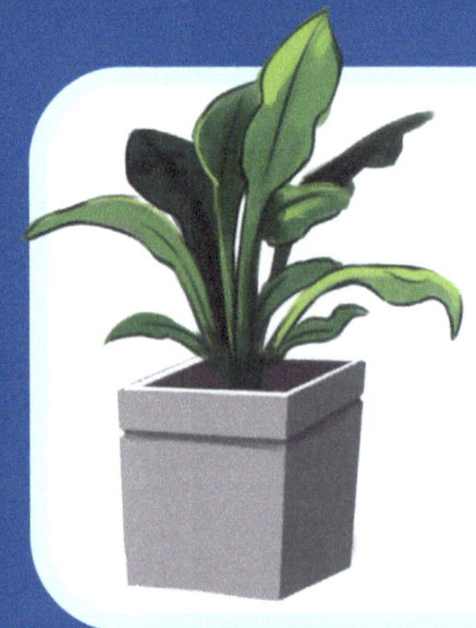

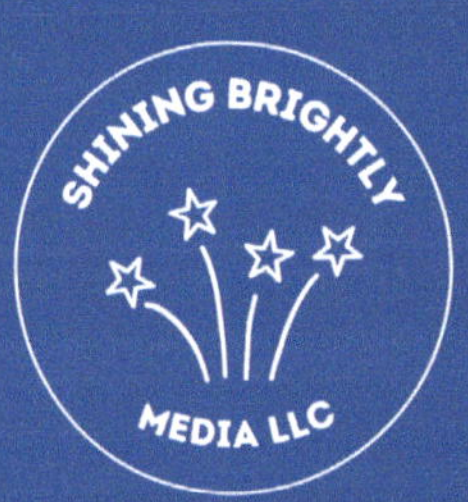
SHINING BRIGHTLY
MEDIA LLC

This book belongs to:

Phau ntawv no yog

...................li.

Your
photo
here

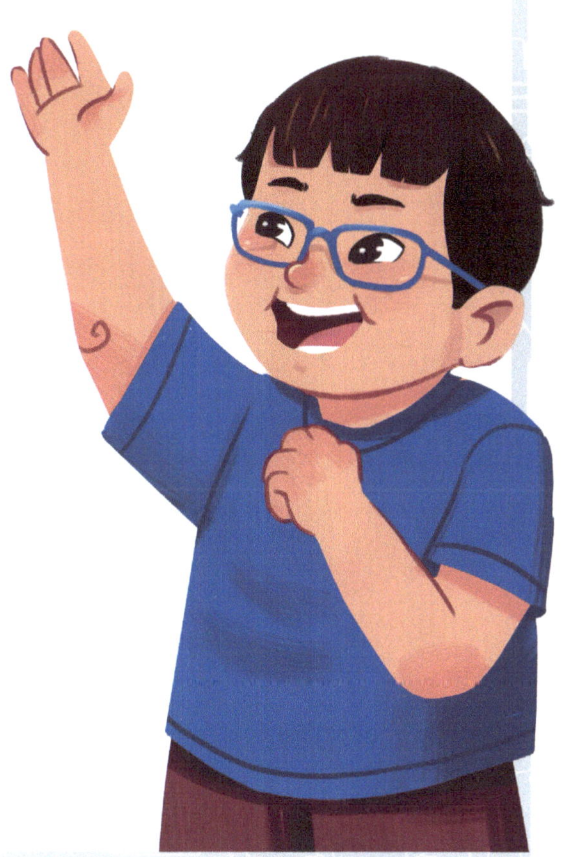

Chaly is one year older. It is time to visit the doctor for a well child check again.

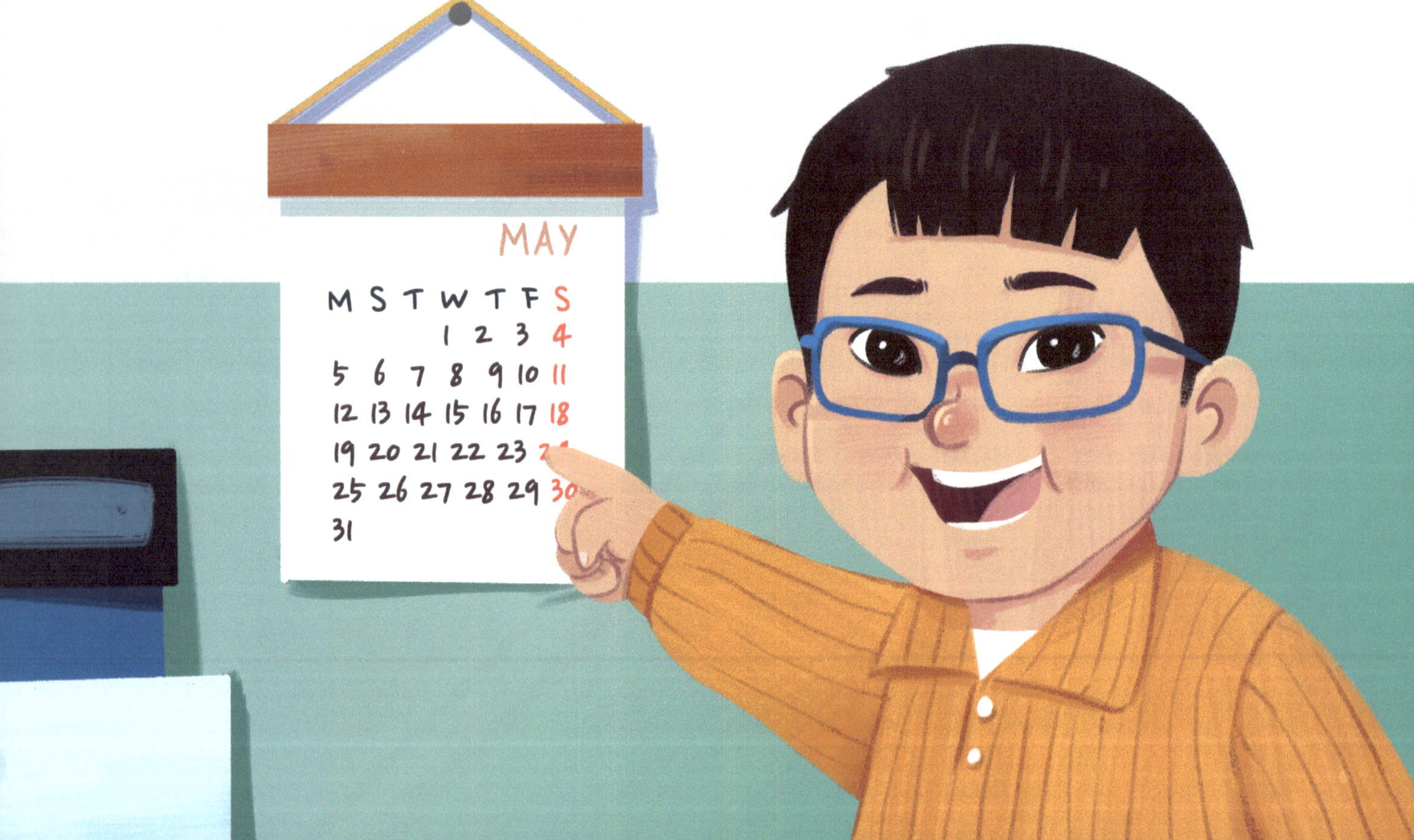

Chaly is nervous about his visit
to the doctor today. His mother
told him not to worry.

*Tshaj Lij txhawj thiab ntshai mus
tsib nws tus kws kho mob heev.
Nws niam hais rau nws kom nws
tsis txhob ntshai.*

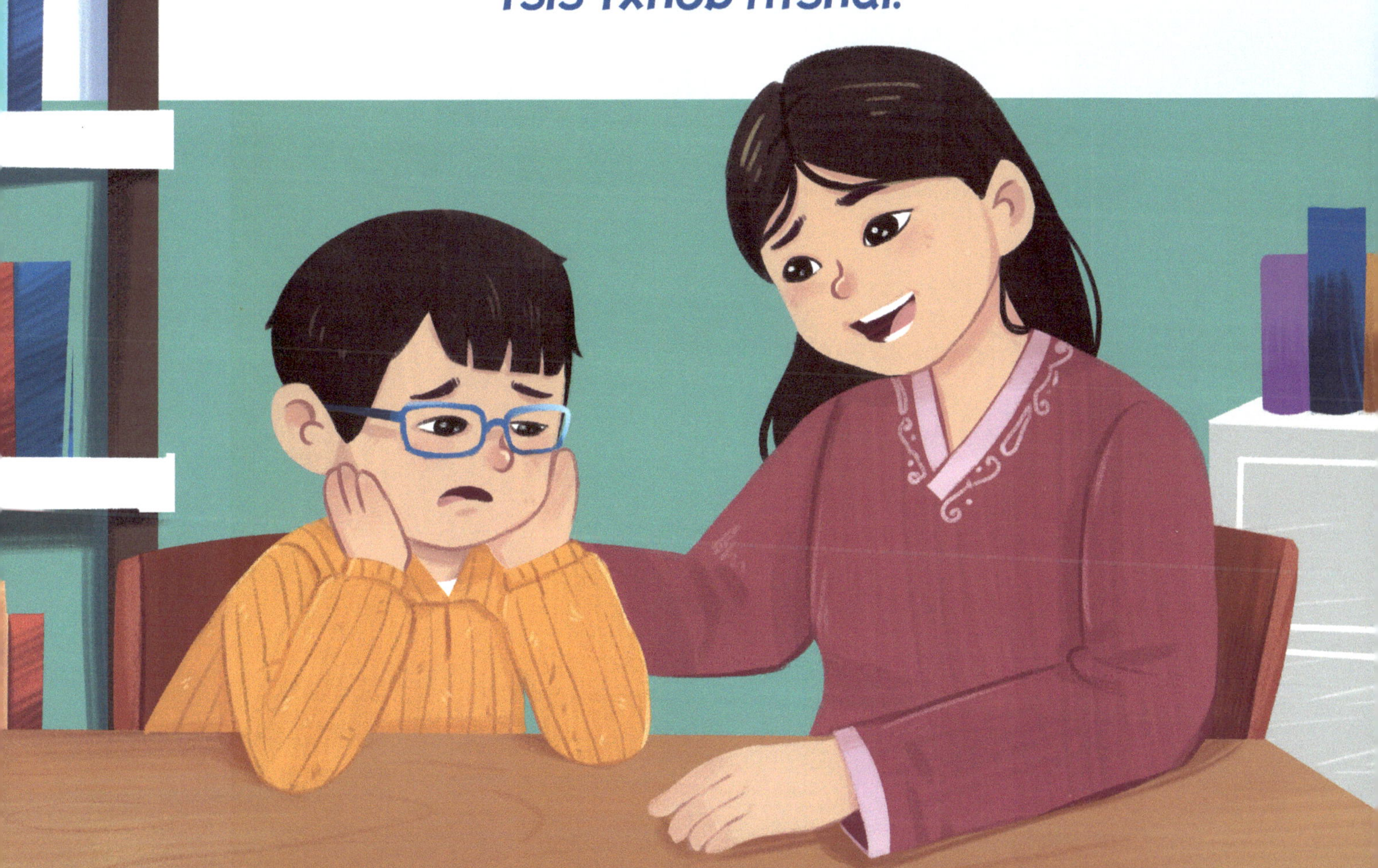

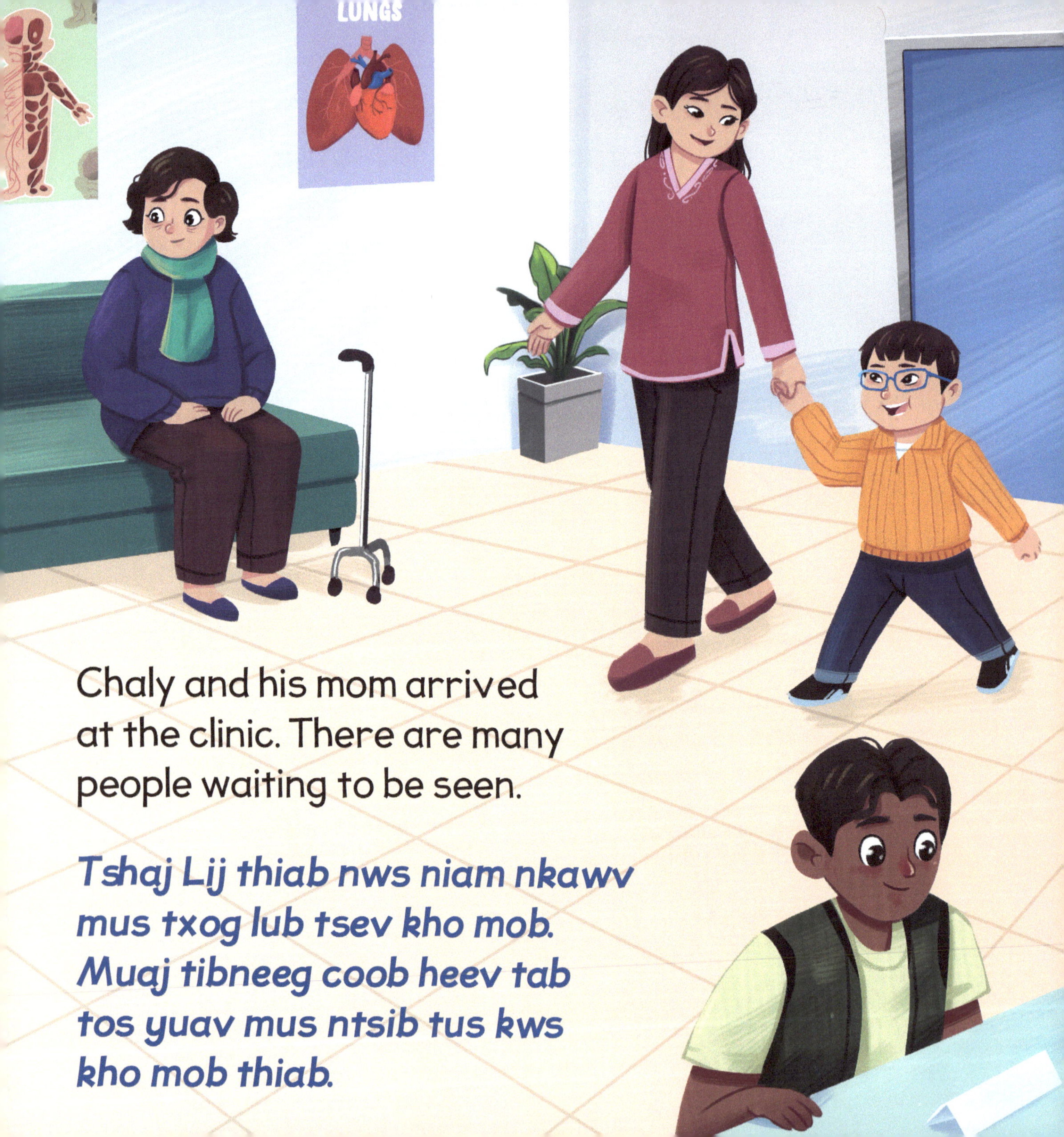

Chaly and his mom arrived at the clinic. There are many people waiting to be seen.

Tshaj Lij thiab nws niam nkawv mus txog lub tsev kho mob. Muaj tibneeg coob heev tab tos yuav mus ntsib tus kws kho mob thiab.

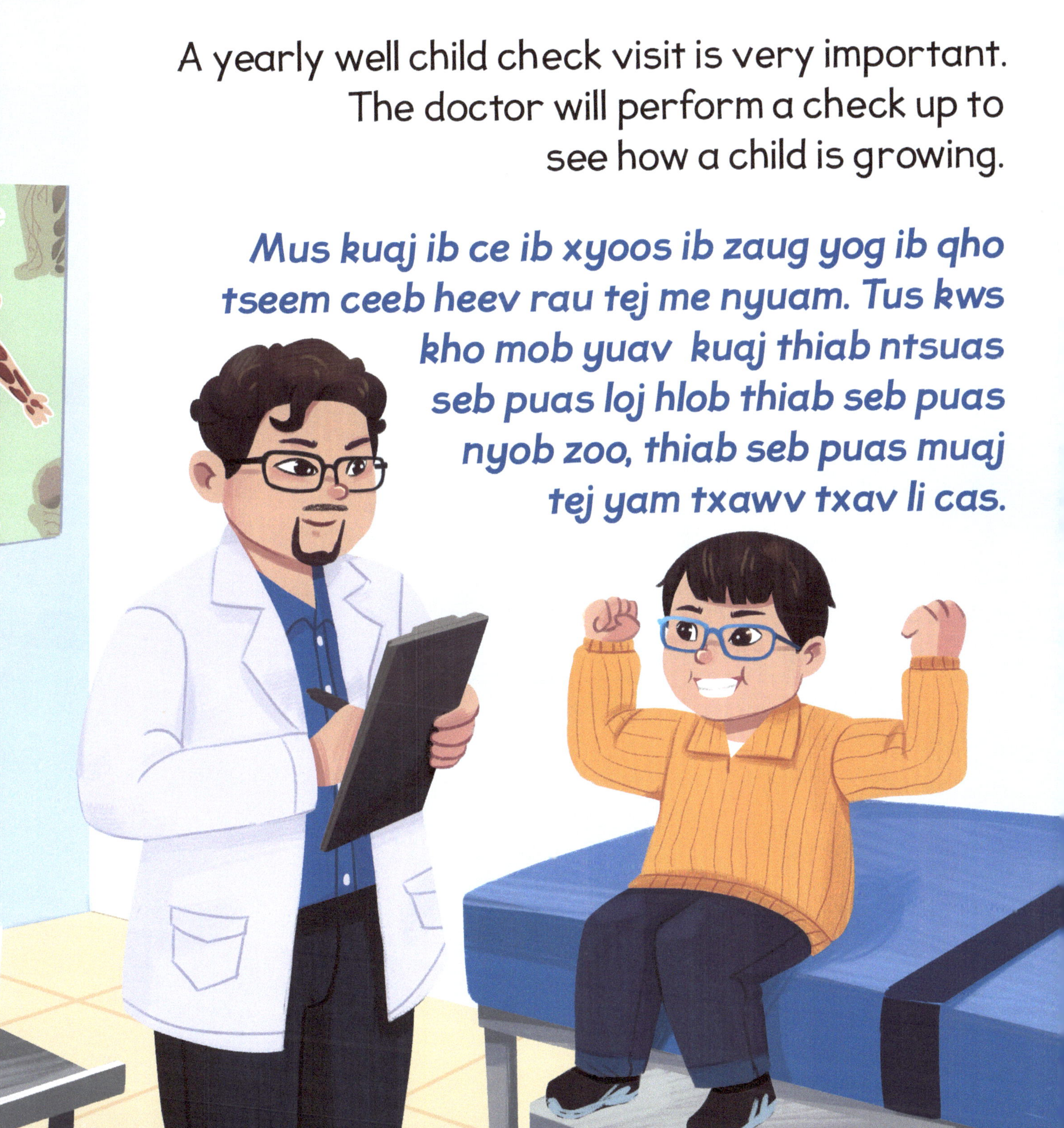

A yearly well child check visit is very important. The doctor will perform a check up to see how a child is growing.

Mus kuaj ib ce ib xyoos ib zaug yog ib qho tseem ceeb heev rau tej me nyuam. Tus kws kho mob yuav kuaj thiab ntsuas seb puas loj hlob thiab seb puas nyob zoo, thiab seb puas muaj tej yam txawv txav li cas.

The person helping the doctor is called a nurse.
The nurse walked Chaly and his mom
to the exam room.

*Tus neeg uas pab tus kws kho mob hu ua
tus "nurse." Tus nurse coj nkauv ob niam
tub mus rau lub chav kuaj mob.*

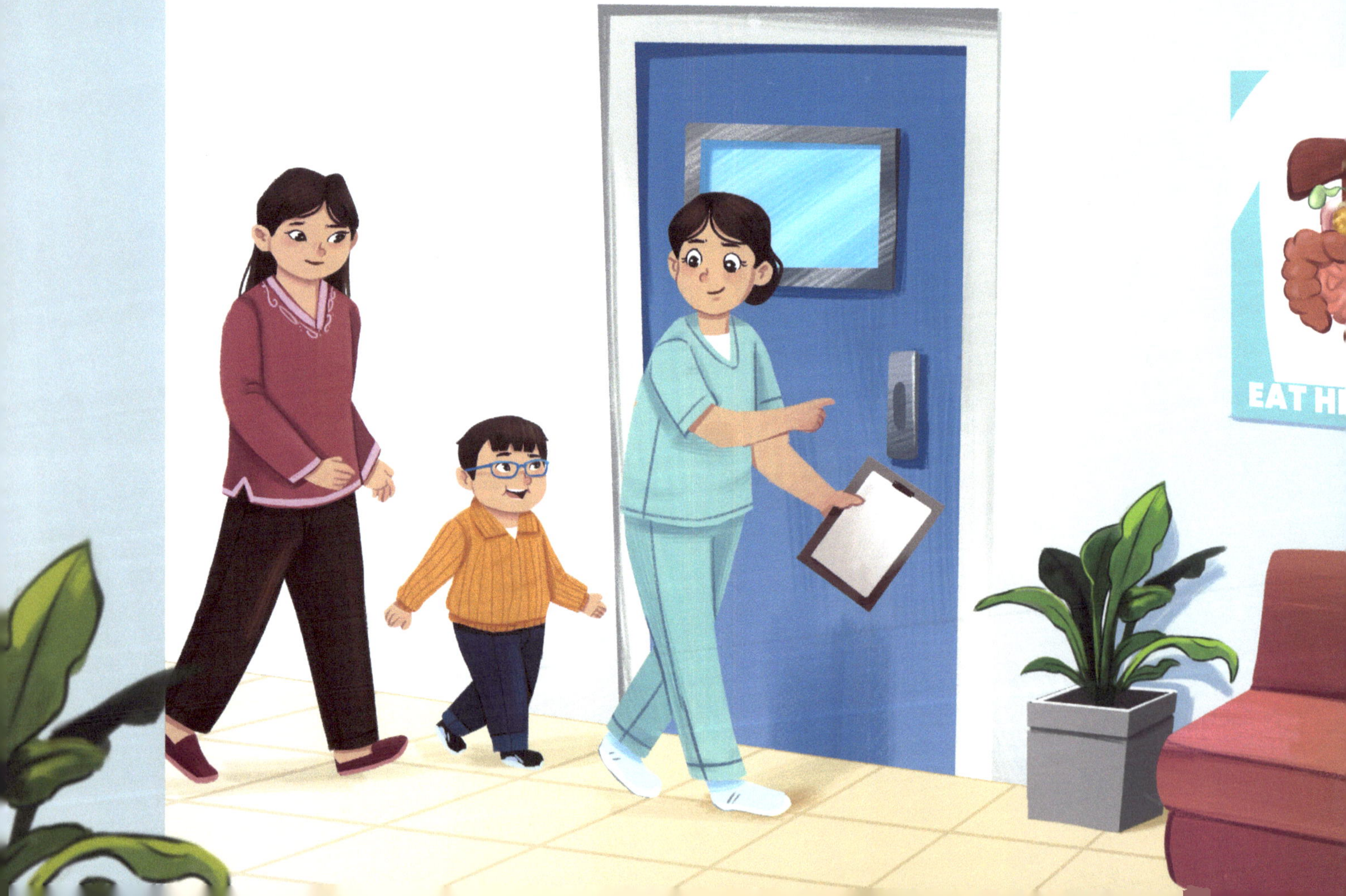

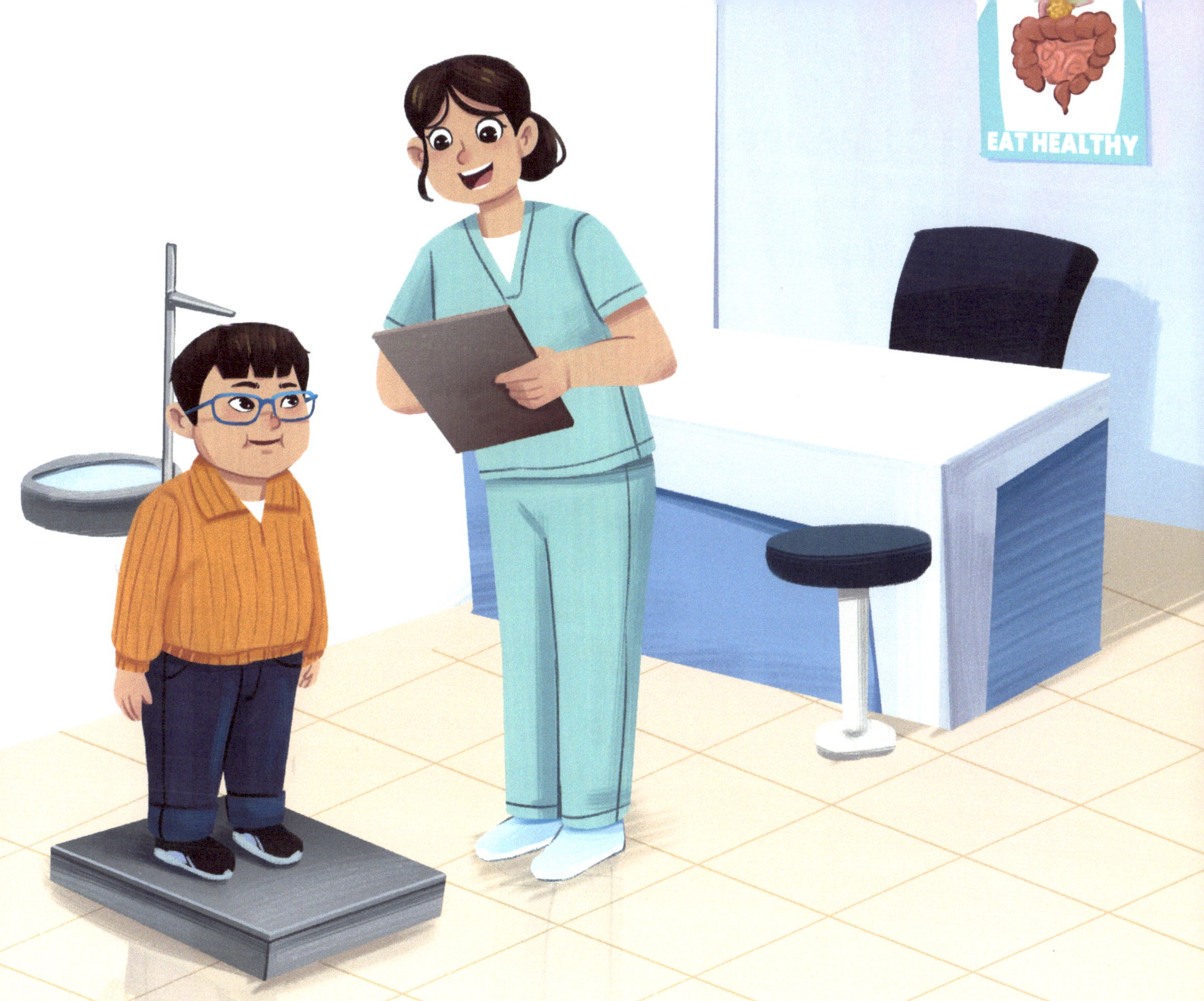

The nurse checked Chaly's weight and height.

Tus nurse los ntsuas Tshaj Lij seb nws siab thiab hnyav npaum li cas lawm.

The nurse checked his vision and his hearing.

Tus nurse muab nws kuaj qhov muag seb puas pom kev zoo thiab kuaj pob ntseg seb nws puas hnov lus zoo.

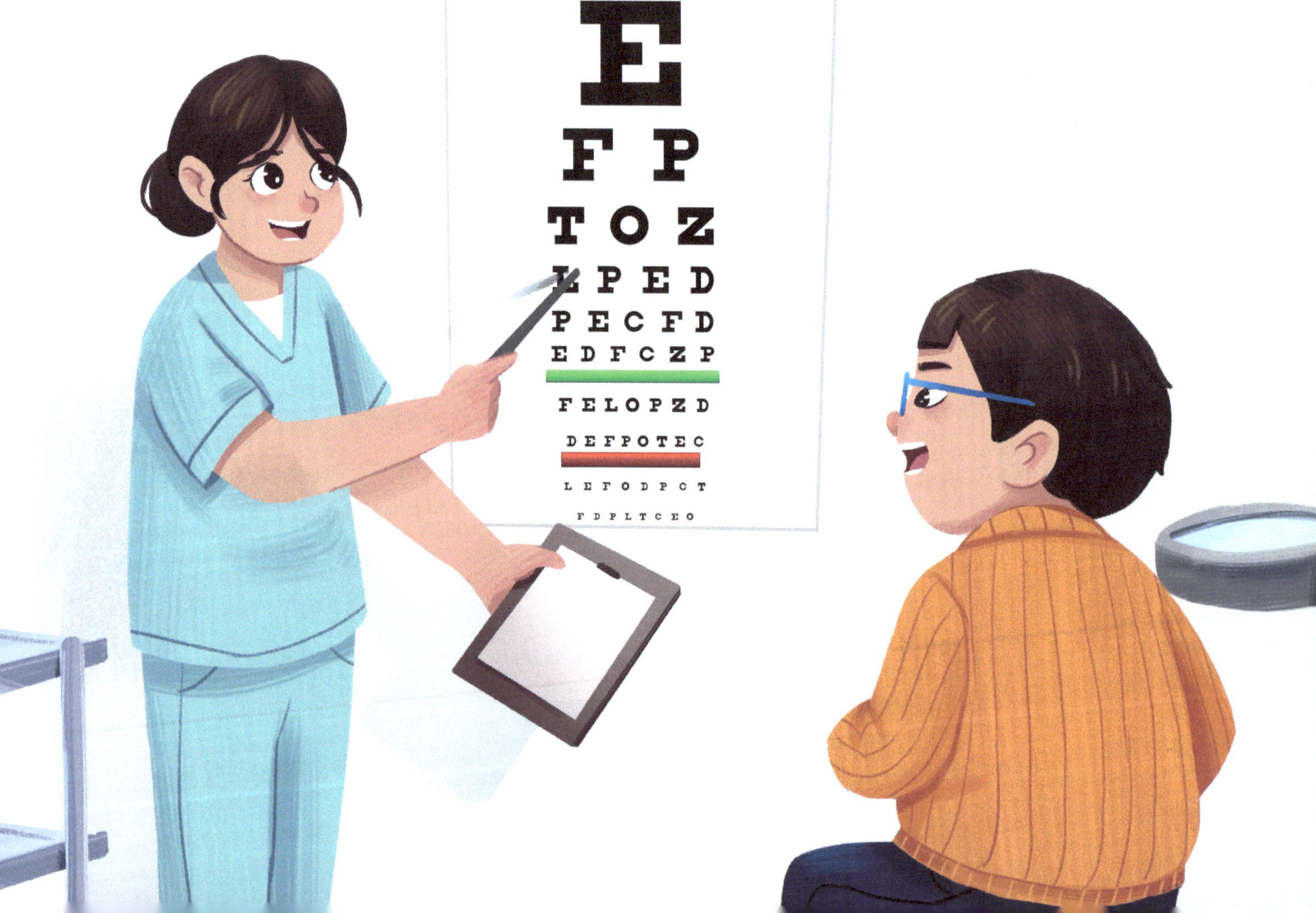

The nurse checked his temperature.

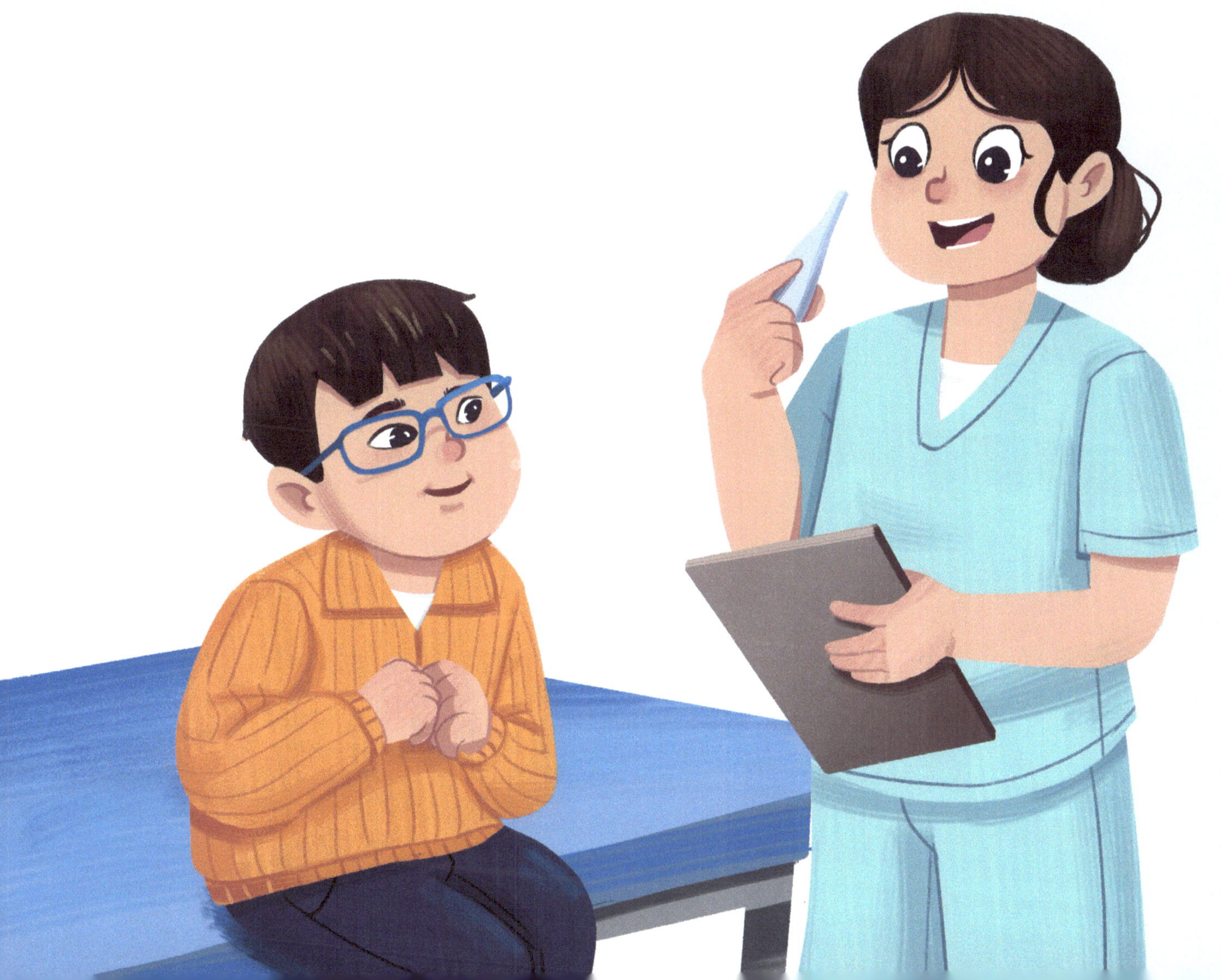

The doctor came into the exam room.
His name is Dr. Kong Mong.

Tus kws kho mob los rau hauv lub chav.
Nws lub npe hu ua Dr. Koob Hmoov.

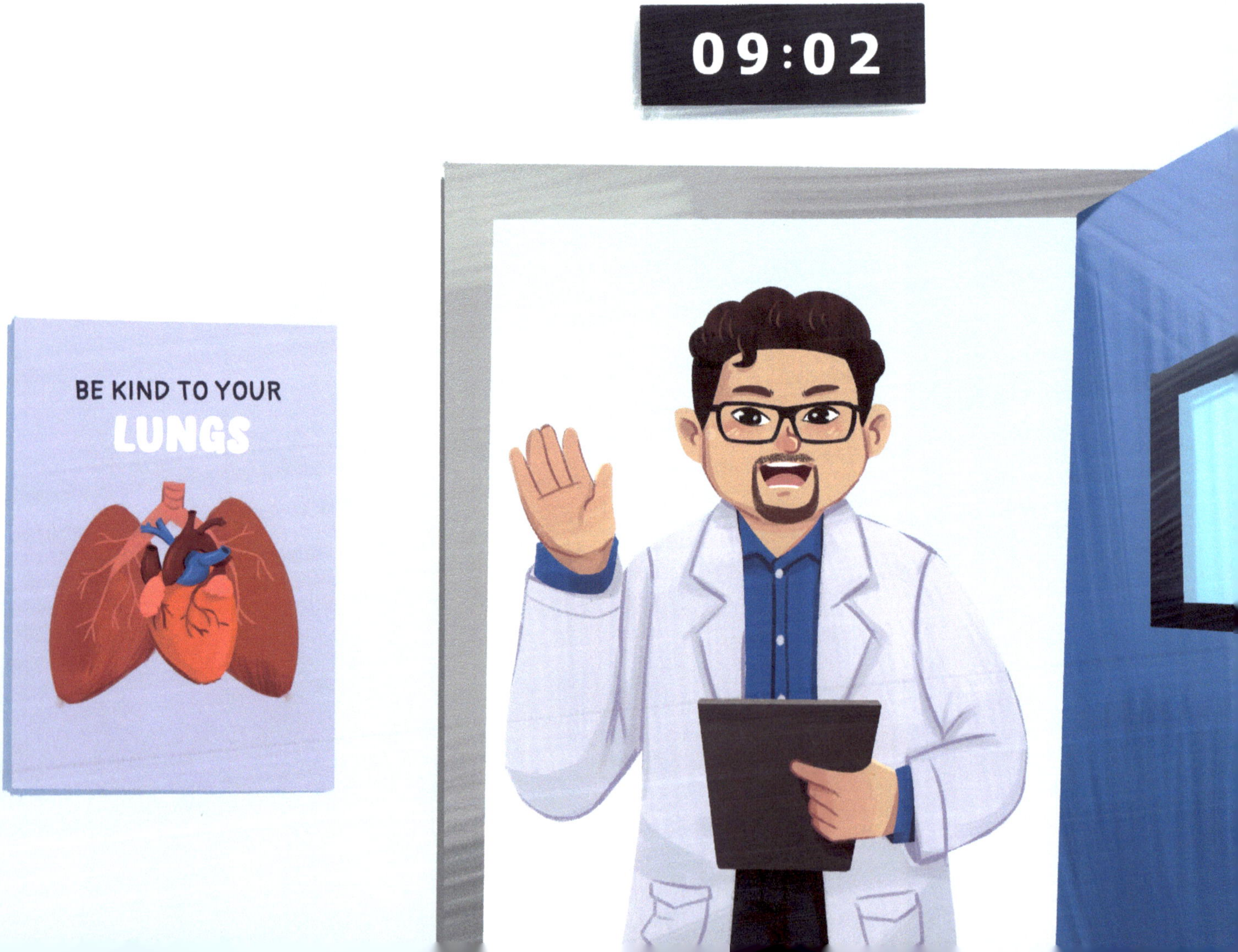

09:02

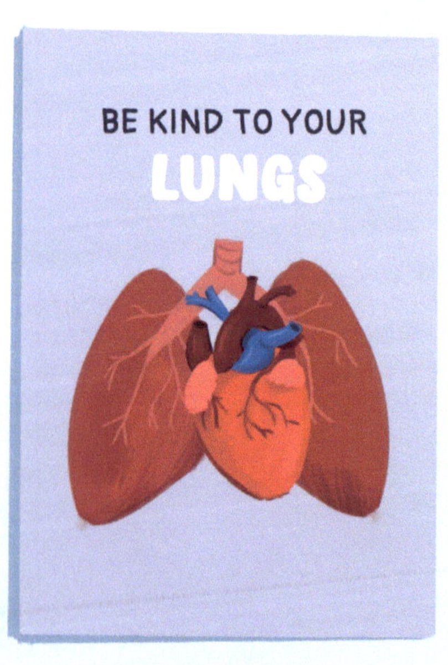

Dr. Kong Mong is a family physician.
He takes care of kids and adults.

*Dr. Koob Hmoov yog ib tus kws kho
mob kuaj tag nrho ib tsev neeg.
Nws saib xyuas cov laus, cov hluas
thiab cov menyuam yaus tibsi.*

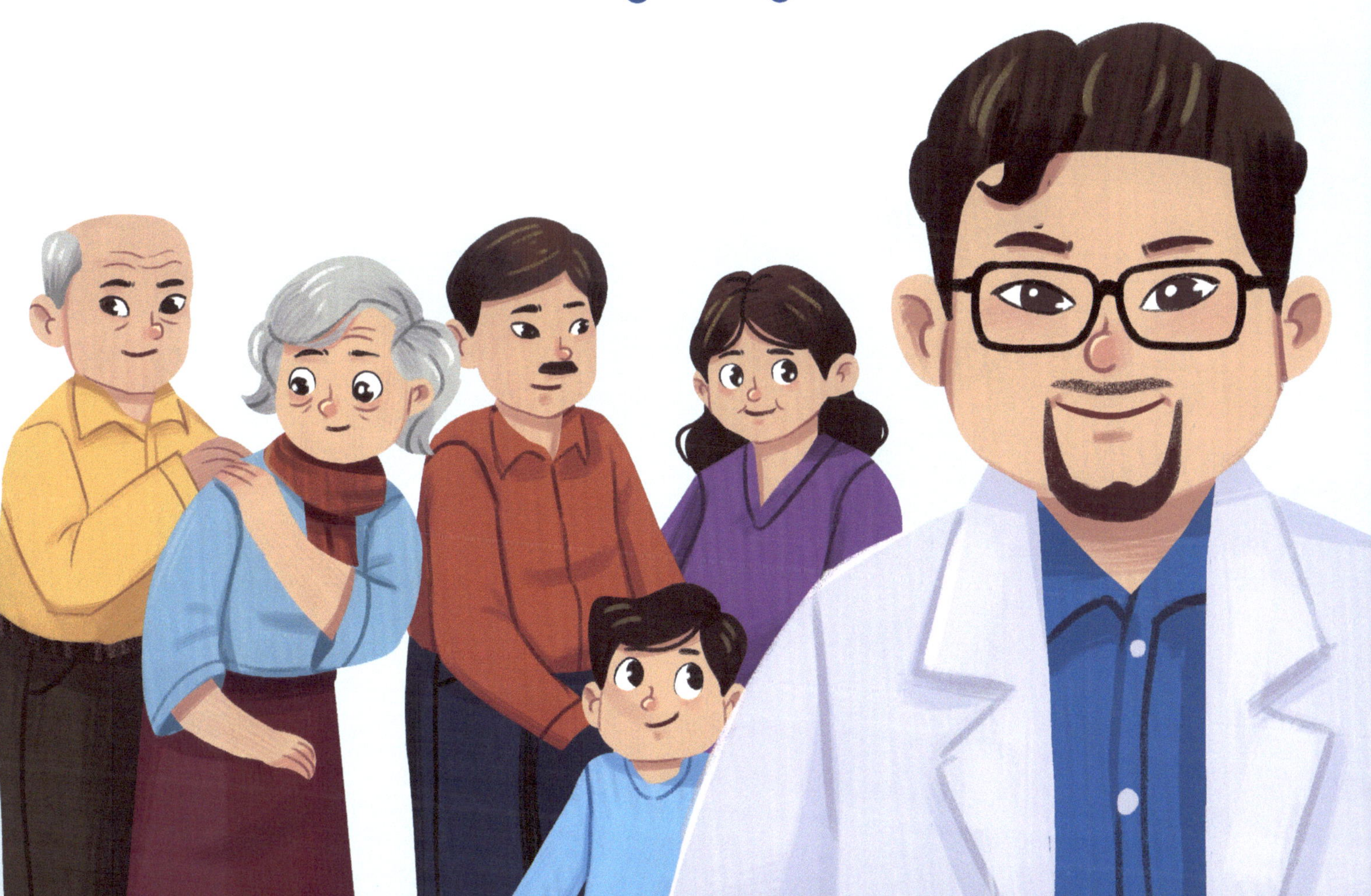

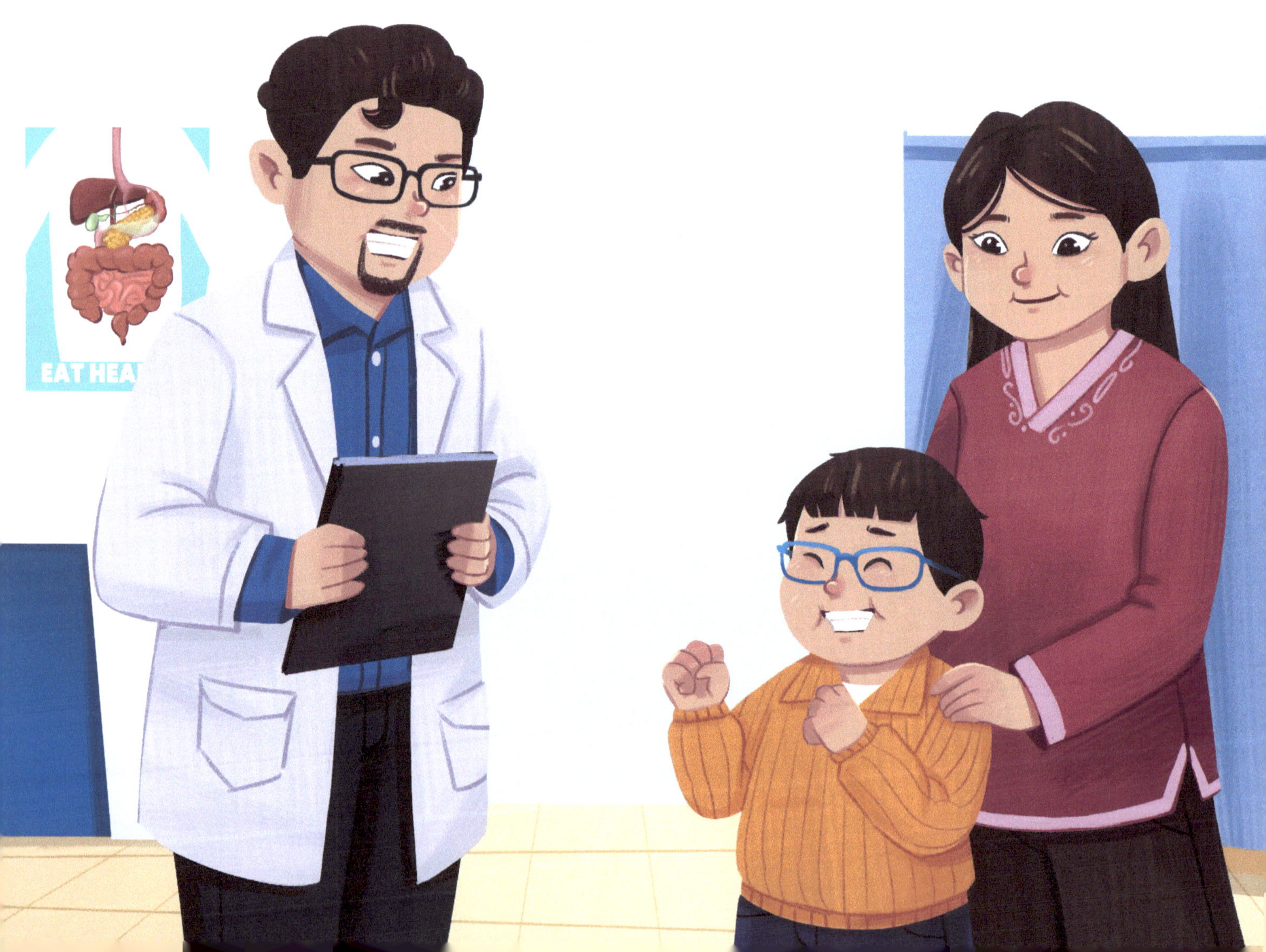

Dr. Kong Mong is happy to see Chaly again.

Dr. Koob Hmoov zoo siab rov qab ntsib Tshaj Lij dua.

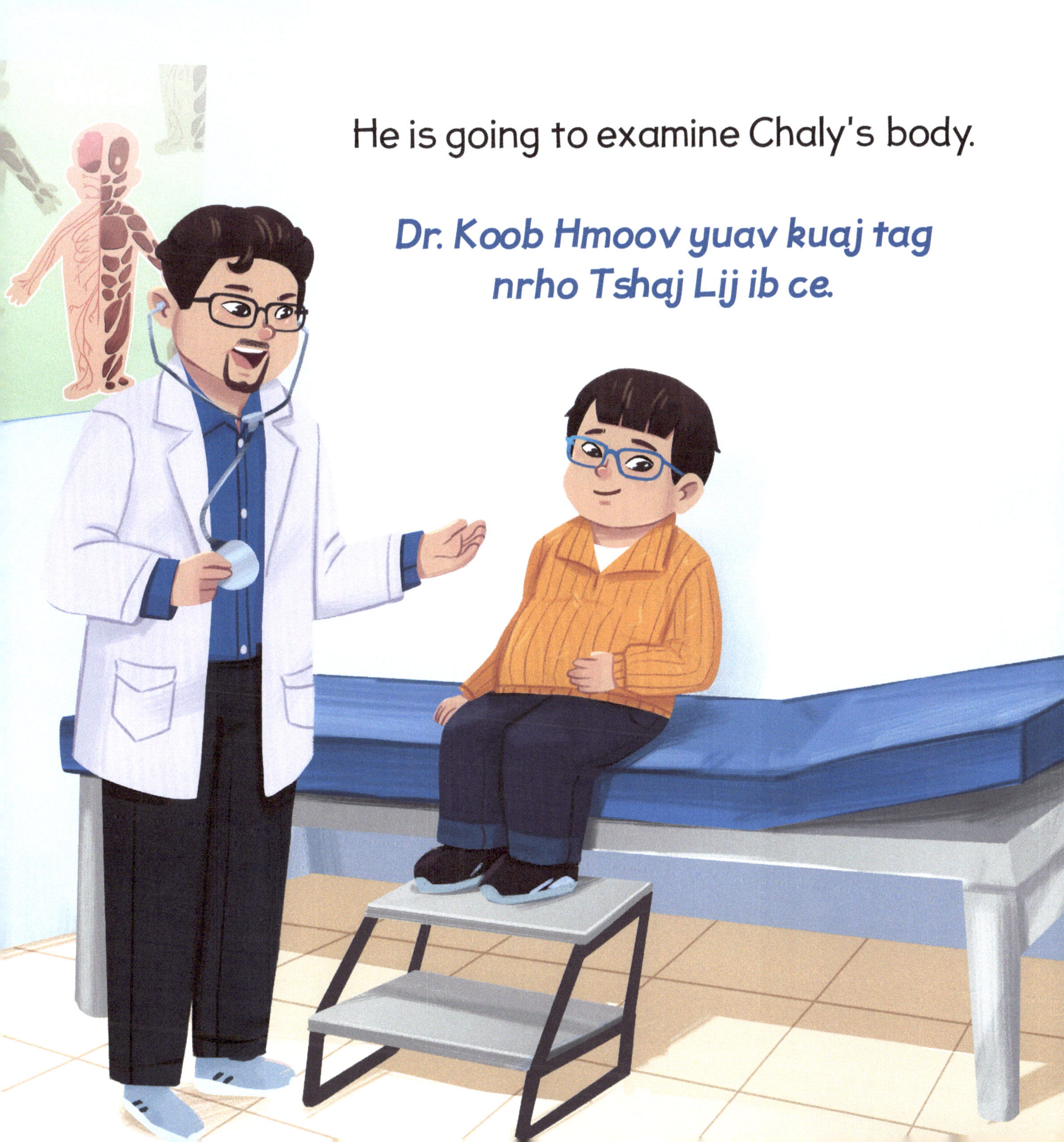

He is going to examine Chaly's body.

Dr. Koob Hmoov yuav kuaj tag
nrho Tshaj Lij ib ce.

head

forehead
hauv pliaj

ears
ob lub pob ntseg

cheek
lub plhu

lip
daim dis ncauj

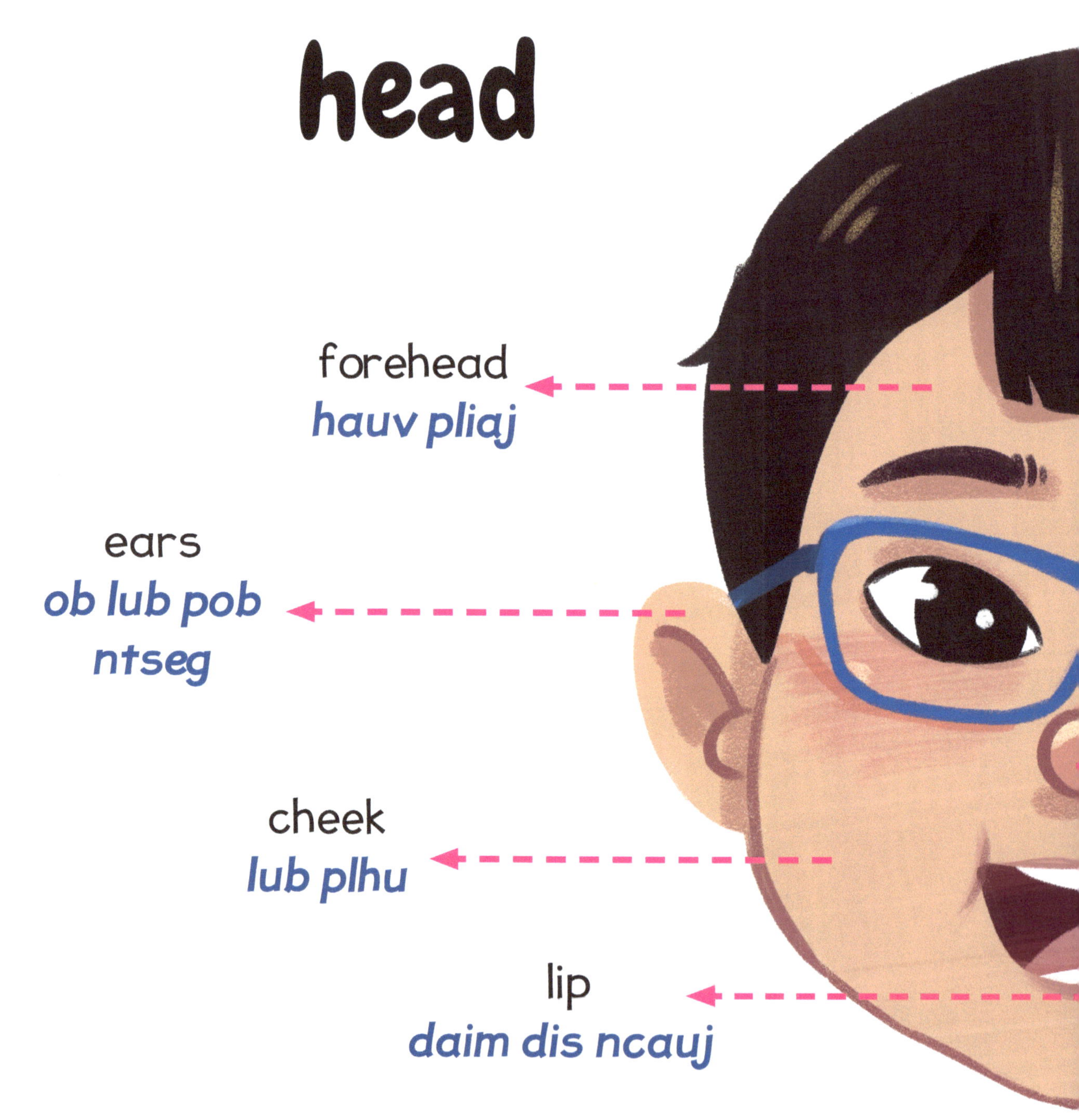

taub hau

eyes
ob lub qhov muag
nose
taub ntswg
mouth
qhov ncauj
tongue
tus plaig
chin
lub pob tsaig

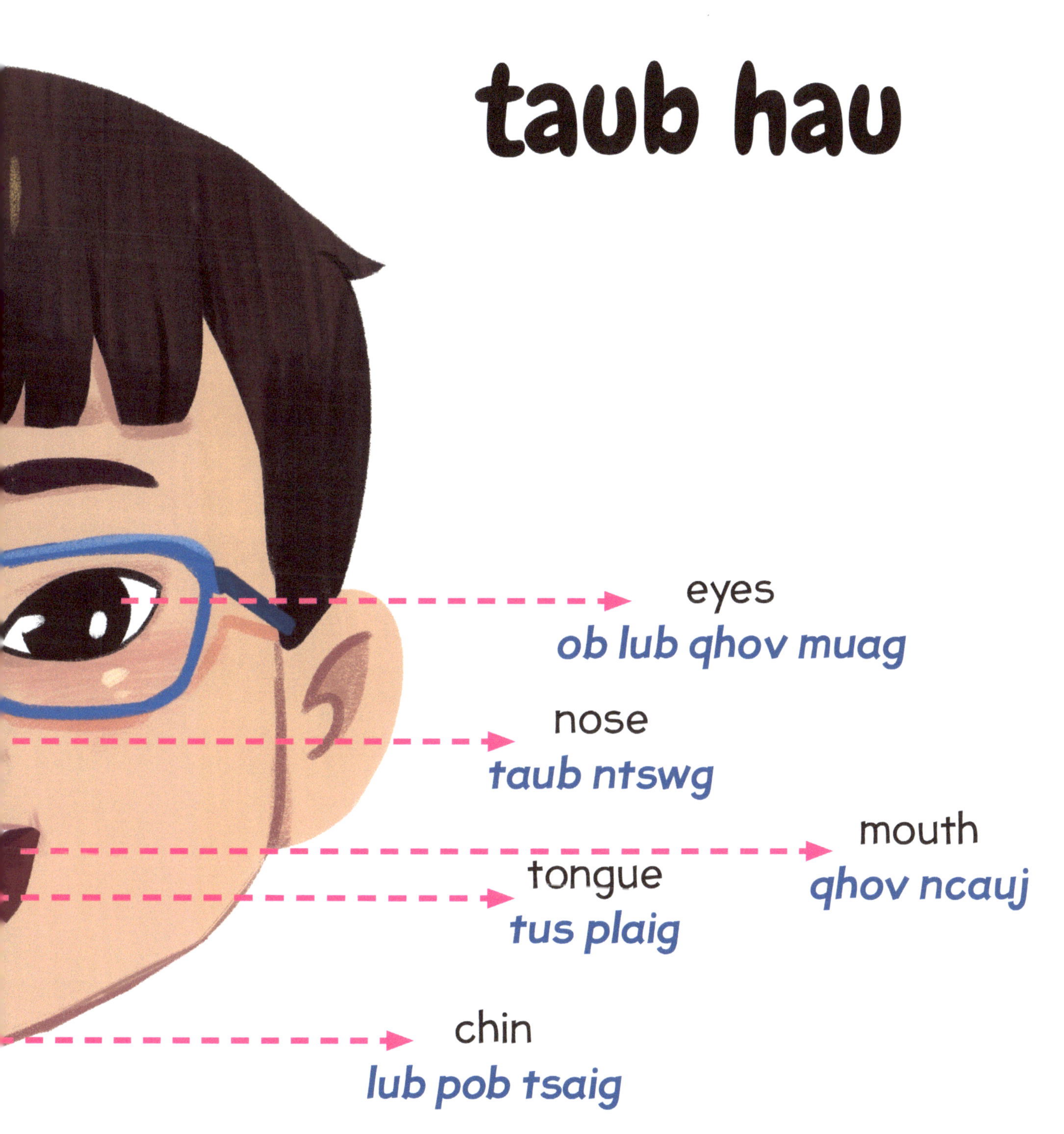

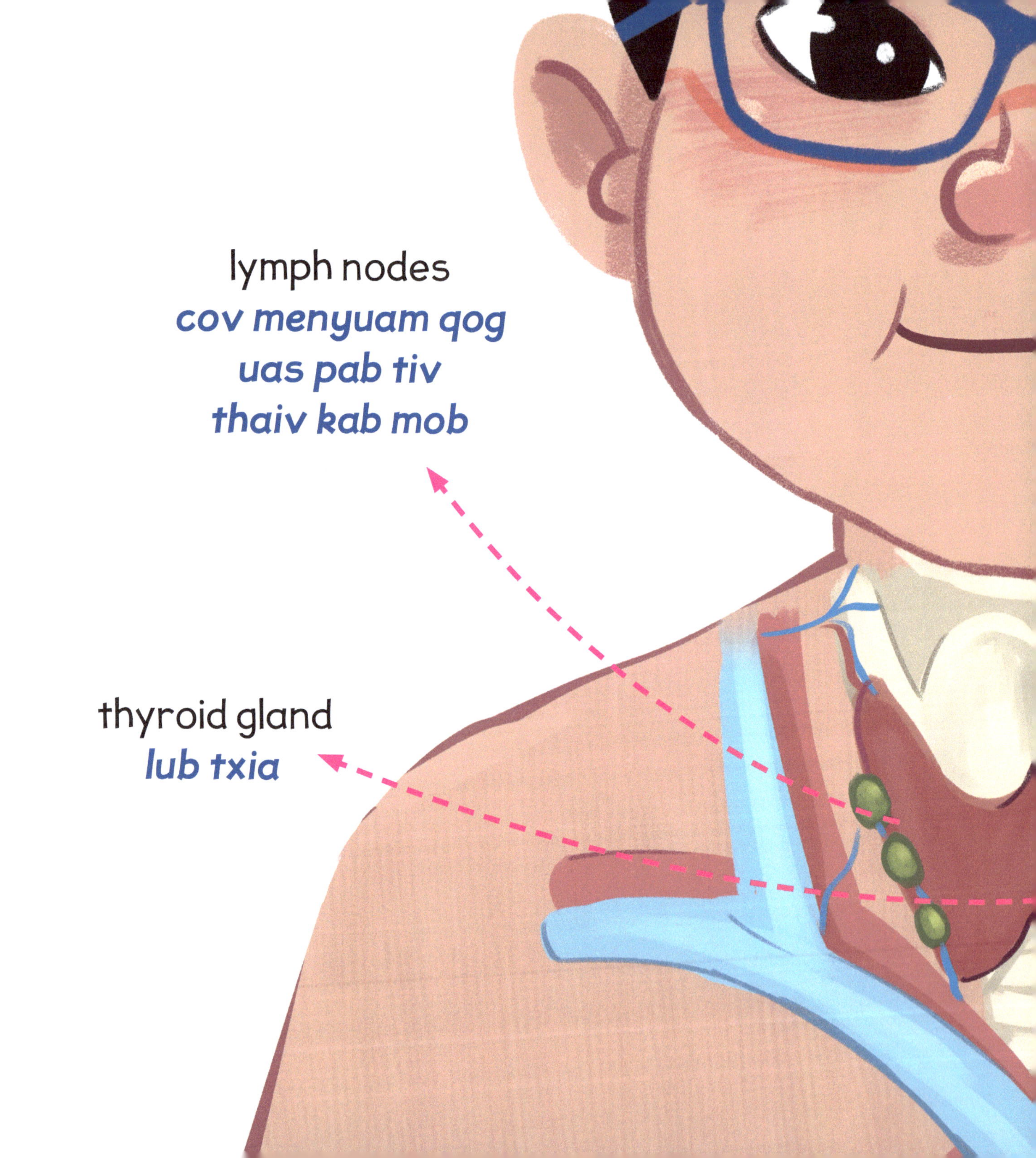

lymph nodes
cov menyuam qog
uas pab tiv
thaiv kab mob

thyroid gland
lub txia

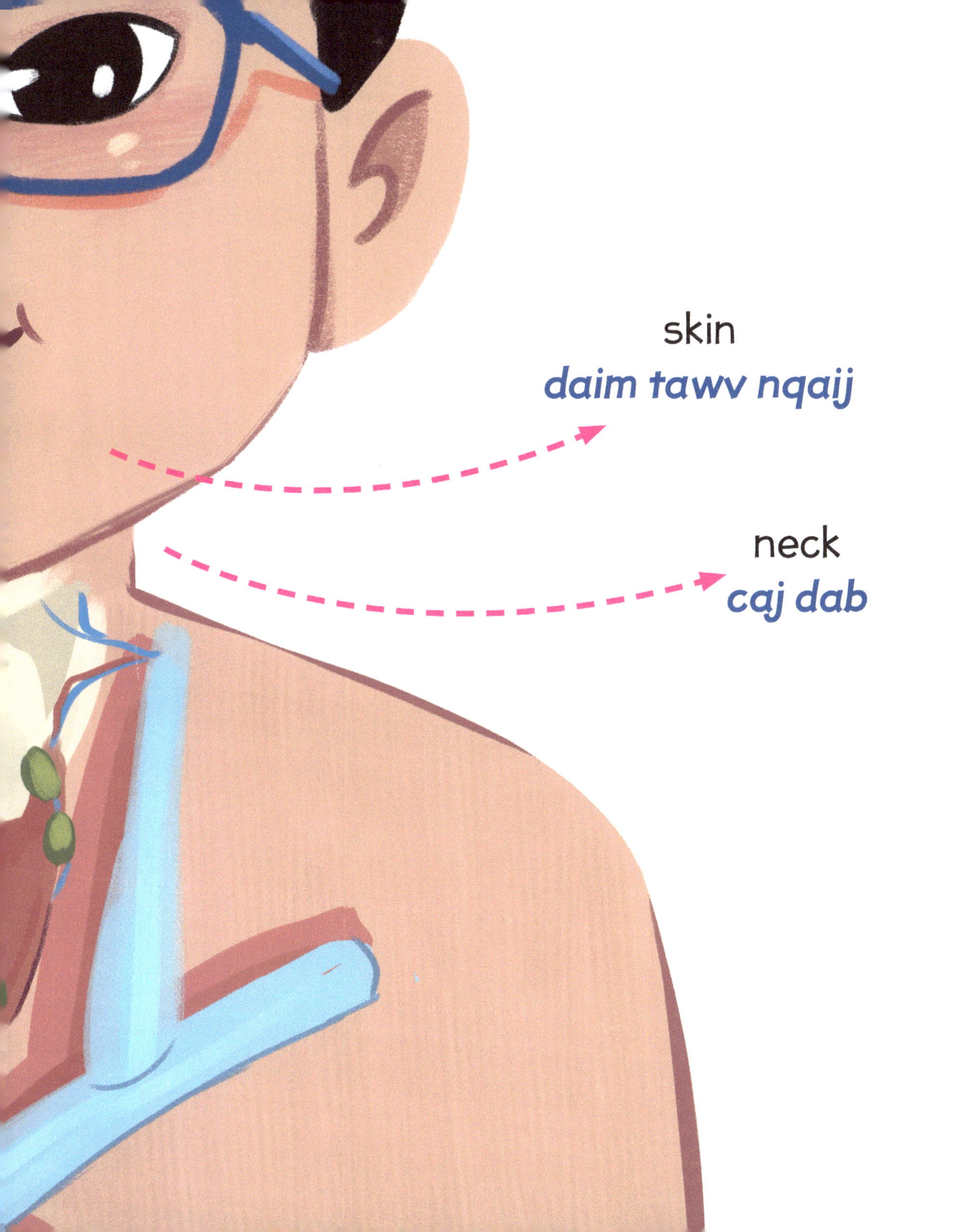

skin
daim tawv nqaij
neck
caj dab

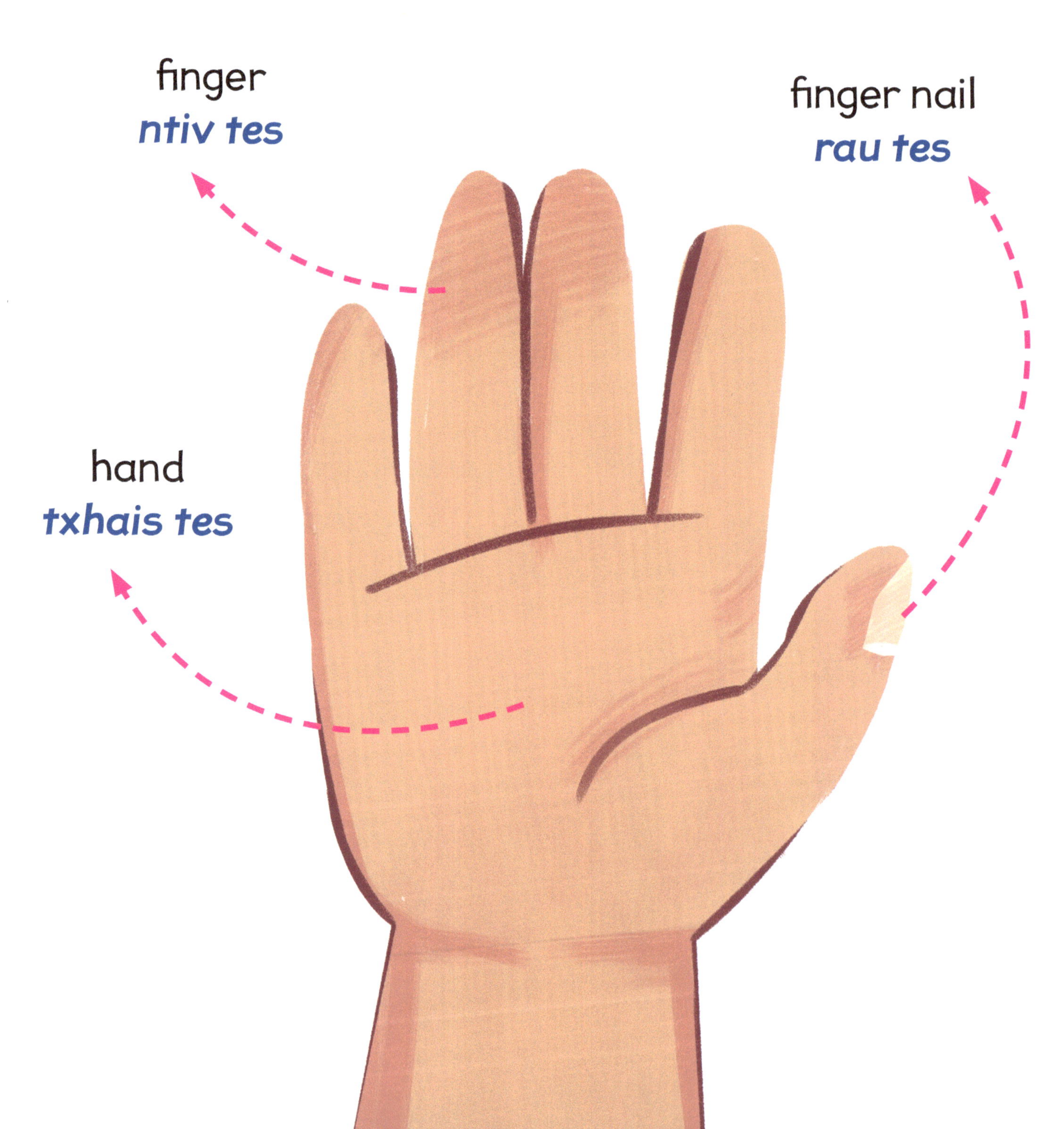

finger
ntiv tes
finger nail
rau tes
hand
txhais tes

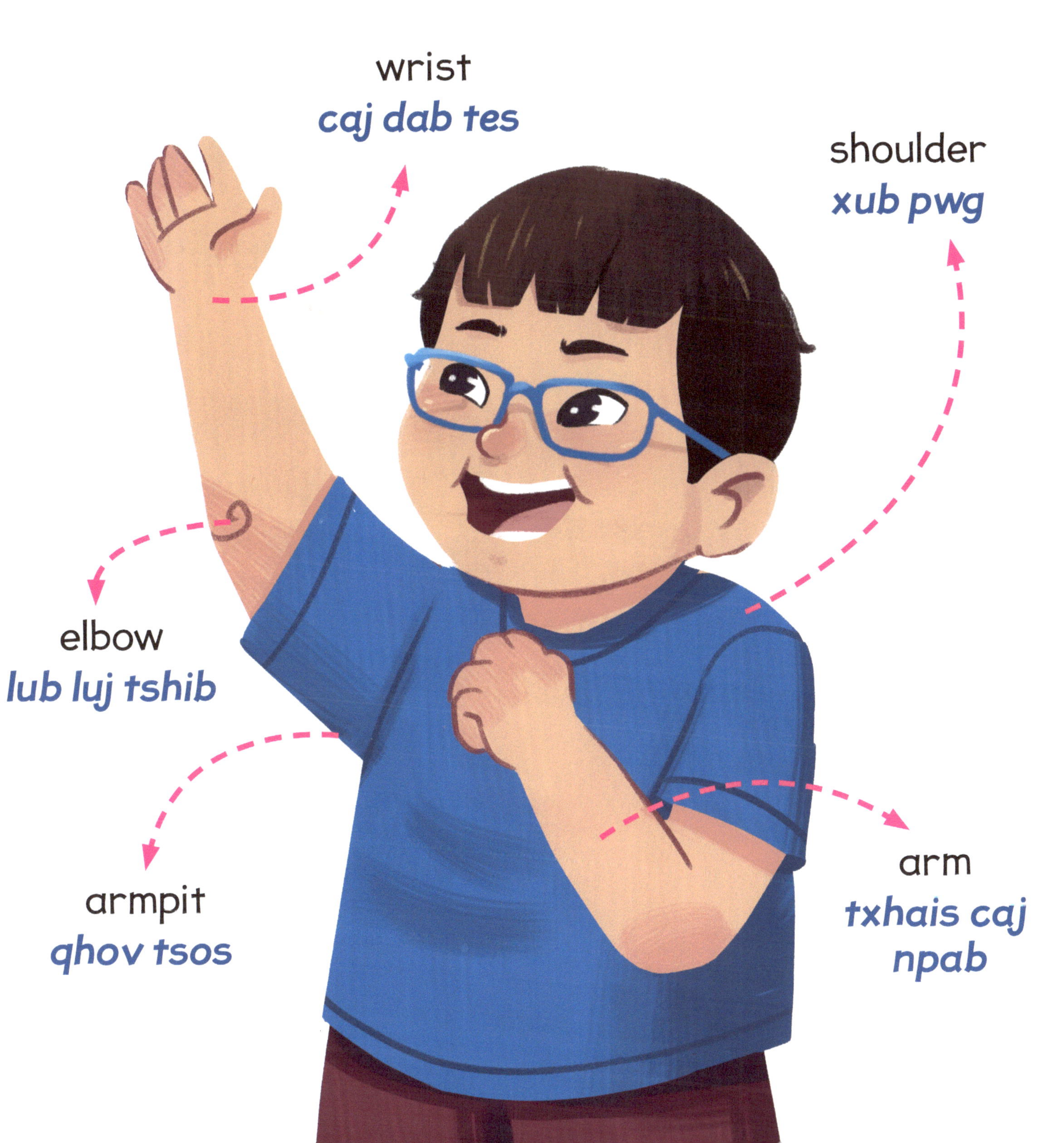

wrist
caj dab tes
shoulder
xub pwg
elbow
lub luj tshib
armpit
qhov tsos
arm
txhais caj npab

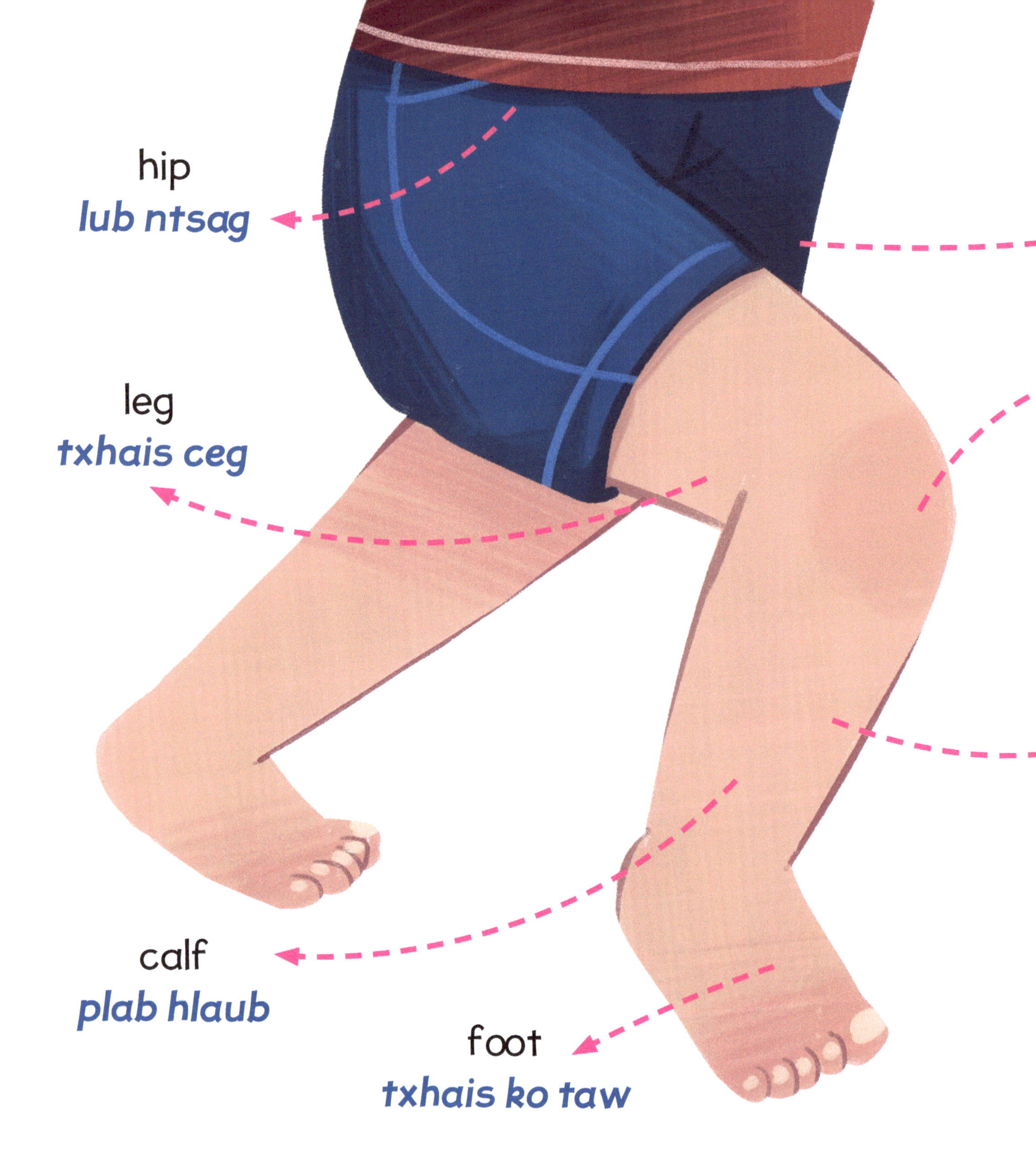

hip
lub ntsag
leg
txhais ceg
calf
plab hlaub
foot
txhais ko taw

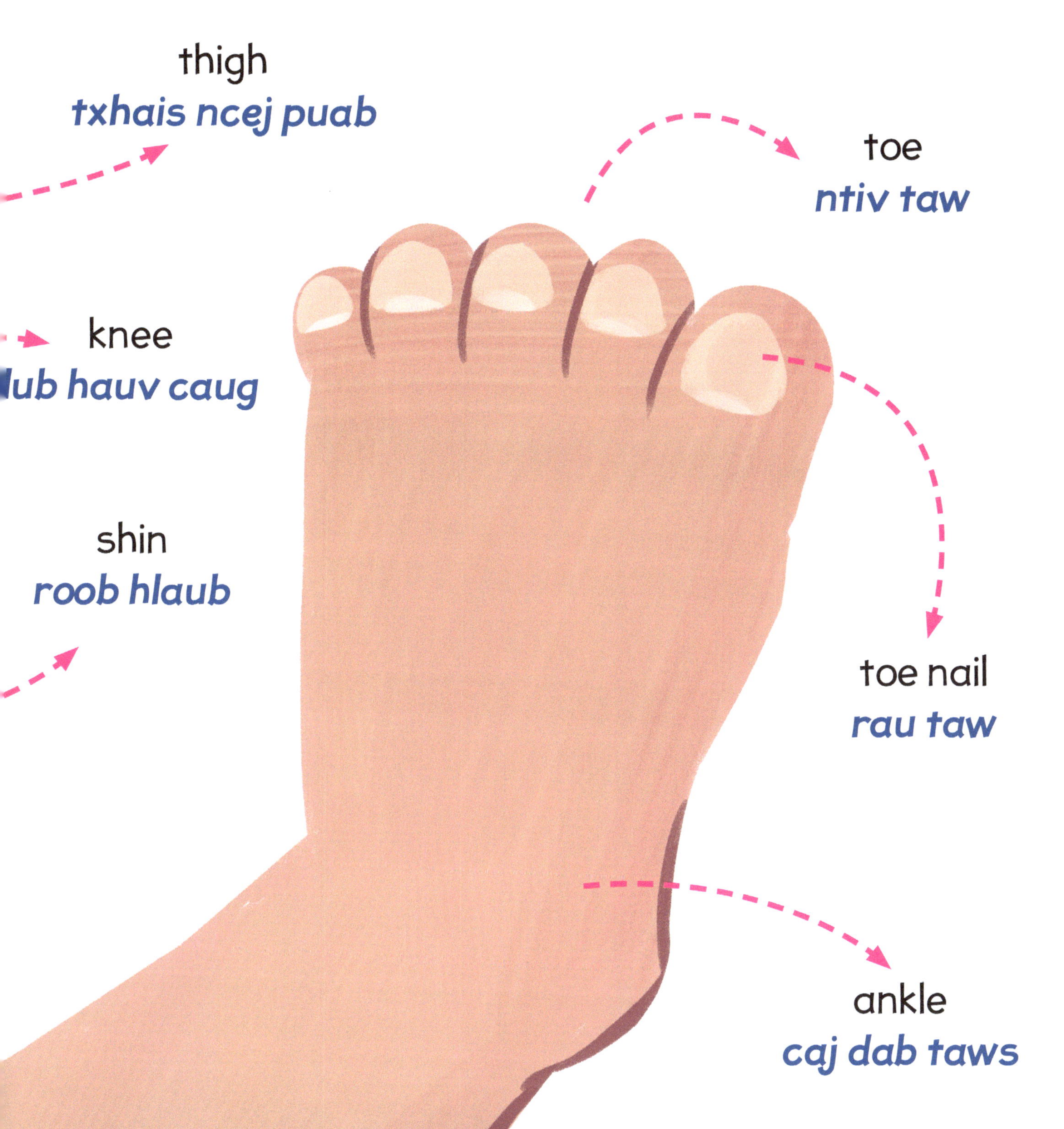

thigh
txhais ncej puab
toe
ntiv taw
knee
lub hauv caug
shin
roob hlaub
toe nail
rau taw
ankle
caj dab taws

chest

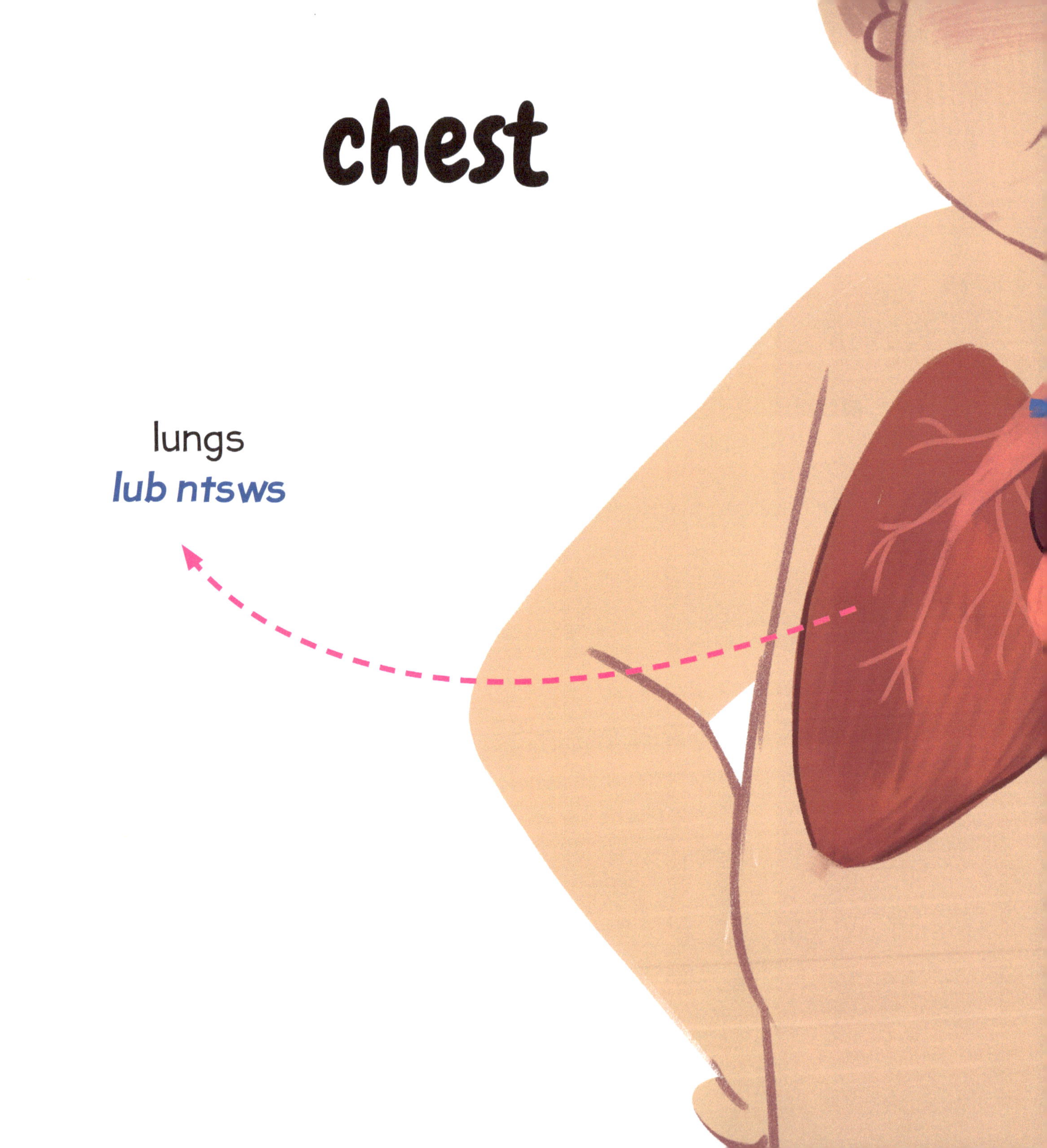

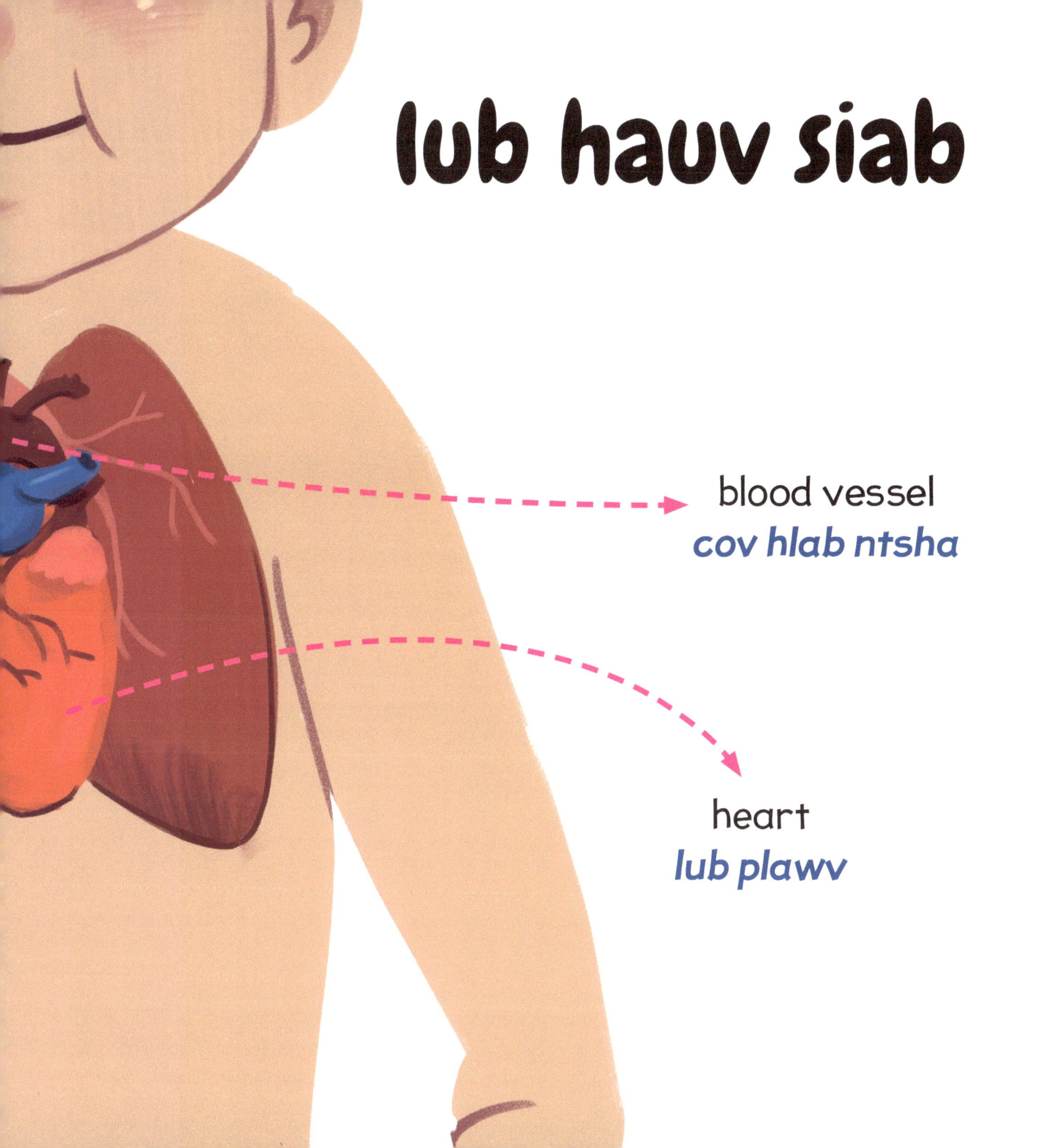

lub hauv siab
blood vessel
cov hlab ntsha
heart
lub plawv

abdomen

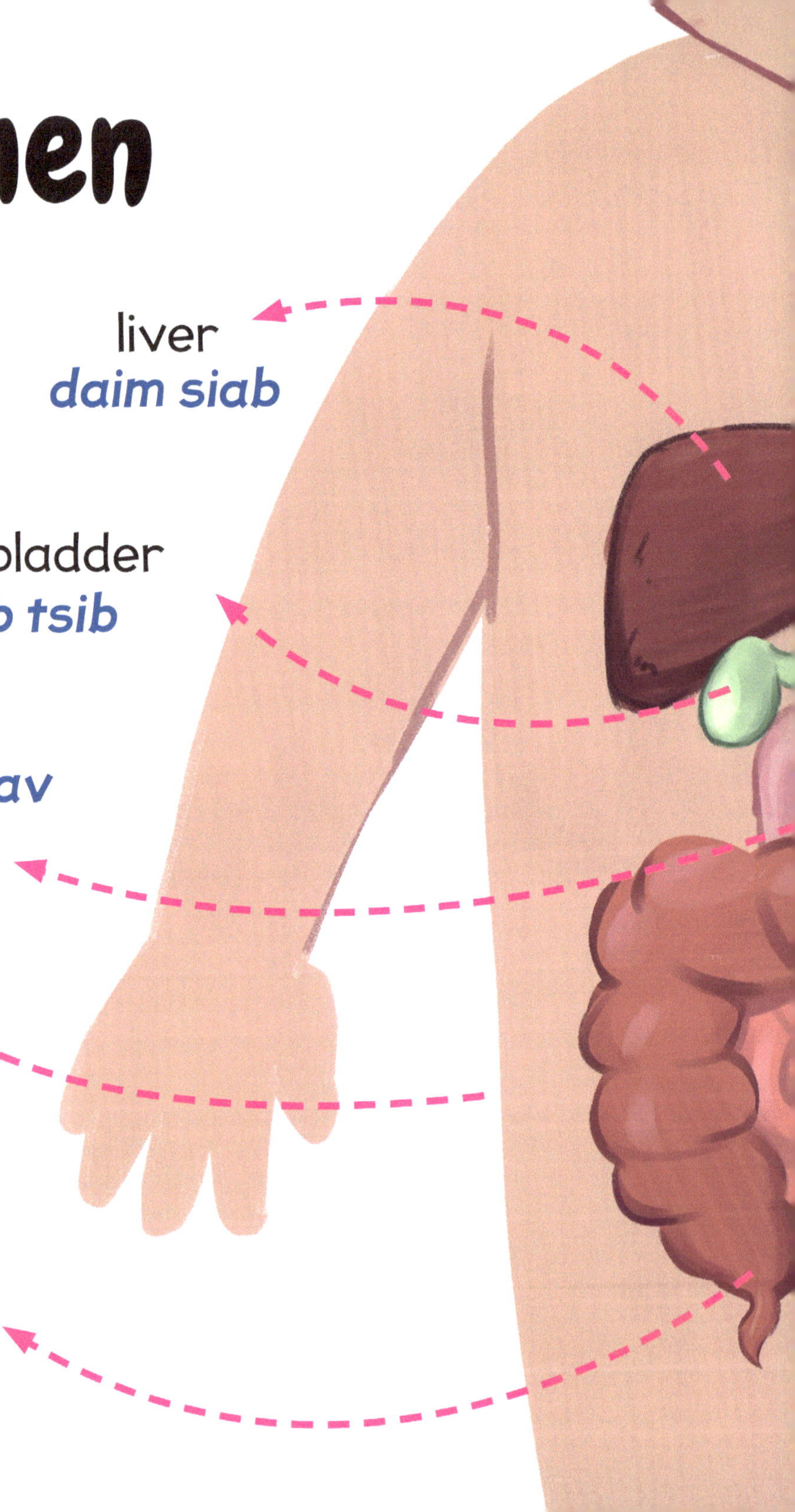

liver
daim siab

gallbladder
lub tsib

pancreas
*tus po dawb pab ntshav
qab zib nyob tus*

waist
lub duav

appendix
txoj hnyuv tws

toom ntaws plab

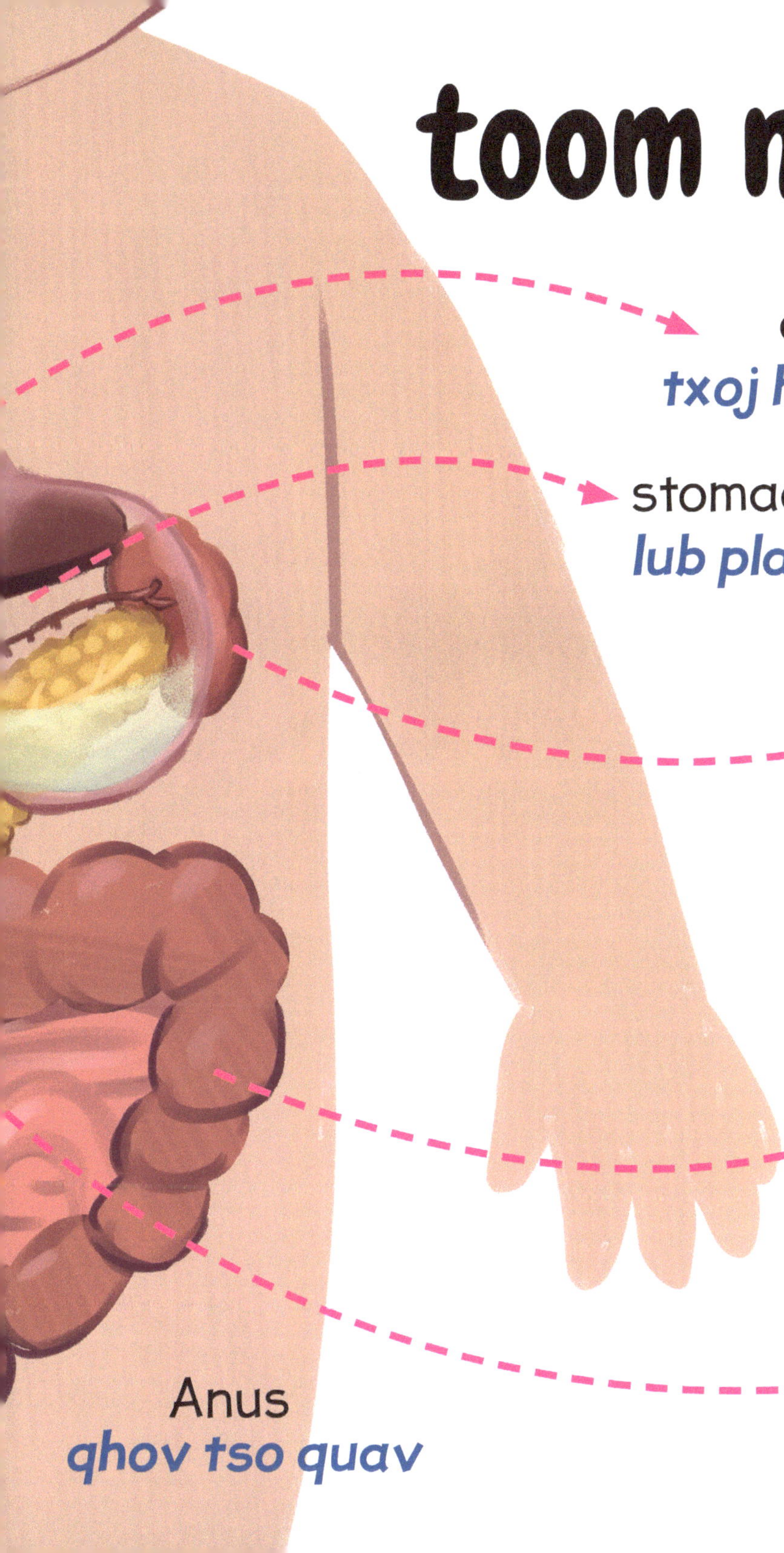

esophagus
txoj hlab nqos mov

stomach
lub plab

spleen
tus po tiv thaiv kab mob thiab lim ntshav liab

colon
txoj hnyuv laus

small intestines
txoj hnyuv me

Anus
qhov tso quav

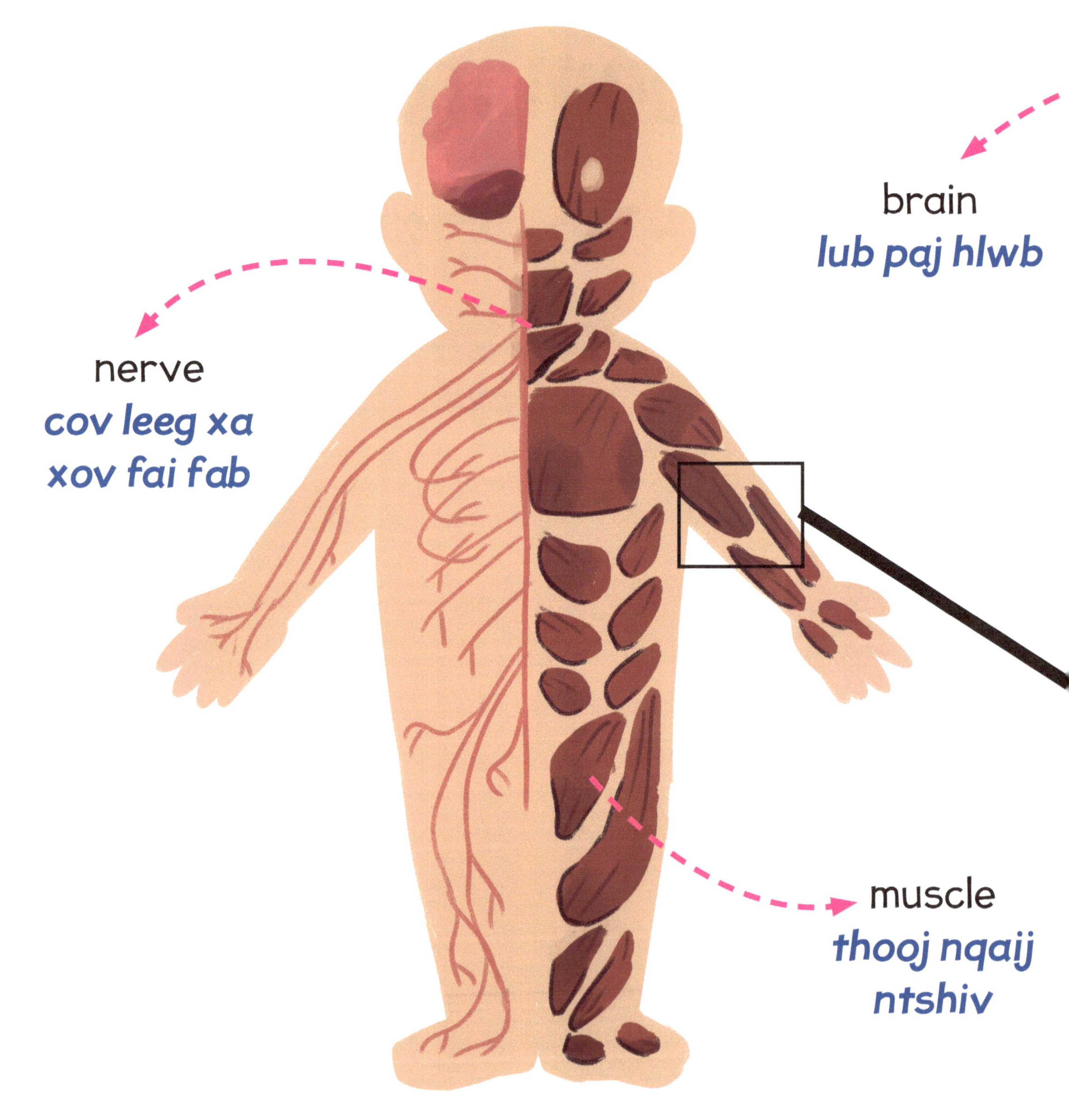

brain
lub paj hlwb
nerve
cov leeg xa
xov fai fab
muscle
thooj nqaij
ntshiv

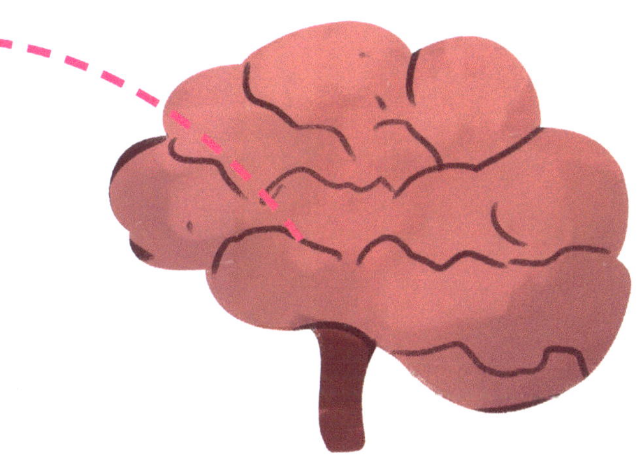

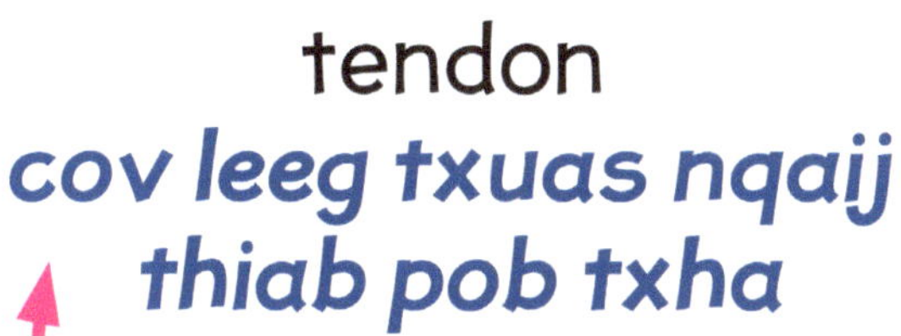

spine
txha nqaj qaum

tendon
cov leeg txuas nqaij thiab pob txha

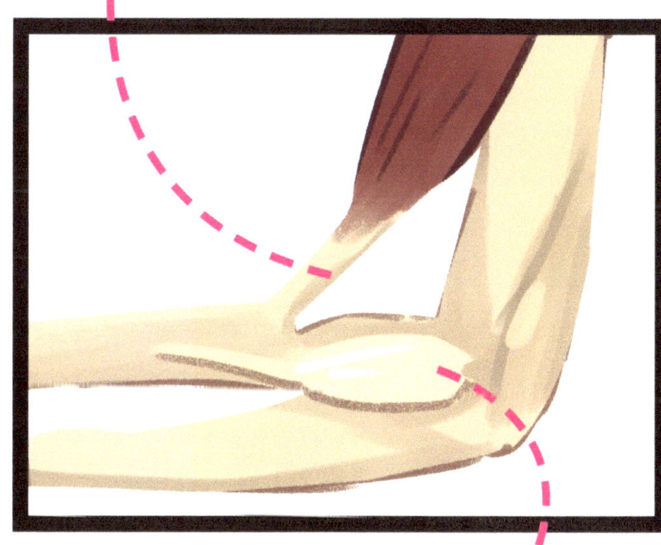

ligament
cov leeg txuas pob txha

Dr. Kong Mong recommended Chaly to exercise and eat healthy foods.

Dr. Koob Hmoov hais kom Tshaj Lij yuav tsum qoj ib ce thiab mus kev, thiab noj zaub mov kom zoo rau nws lub cev.

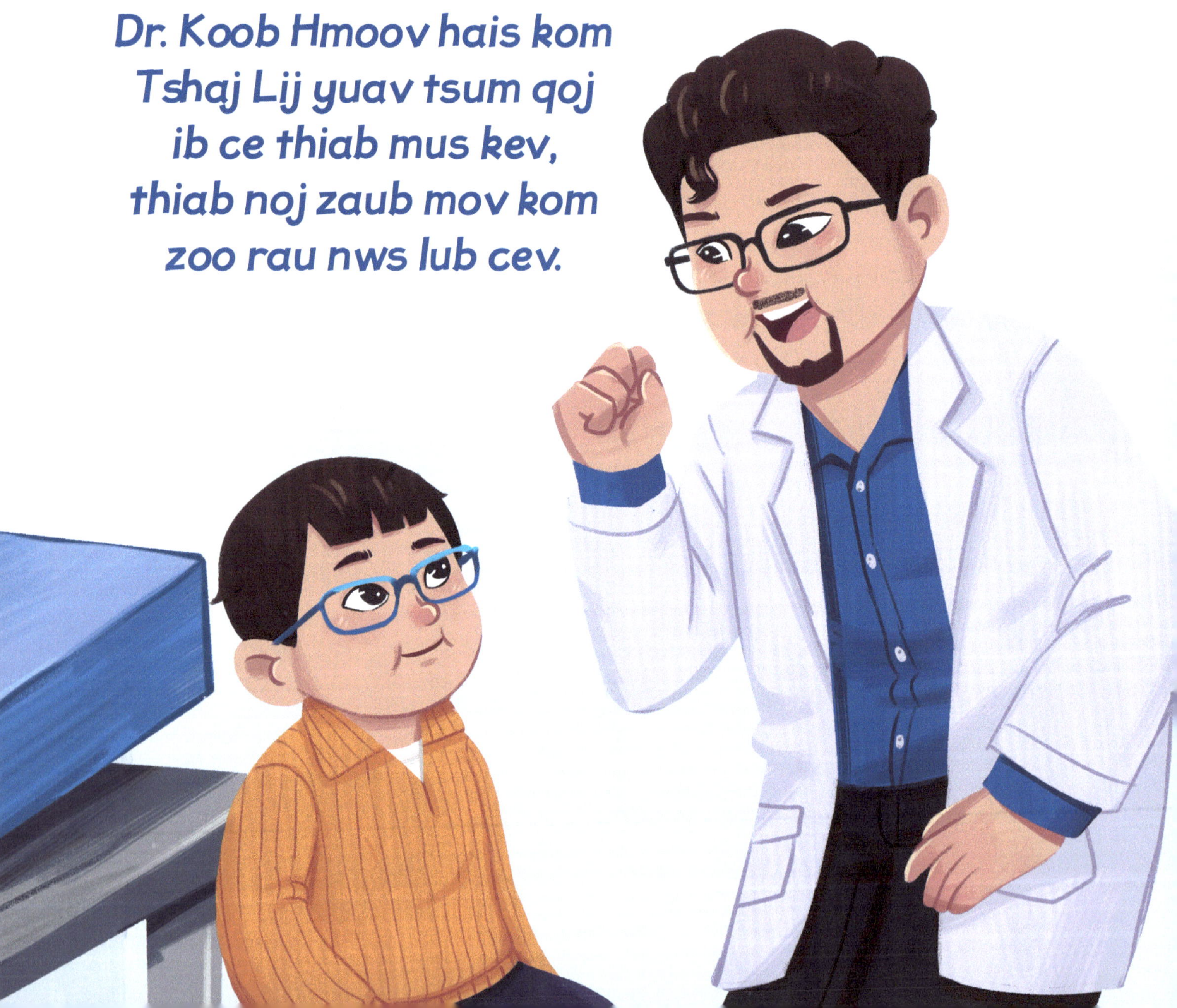

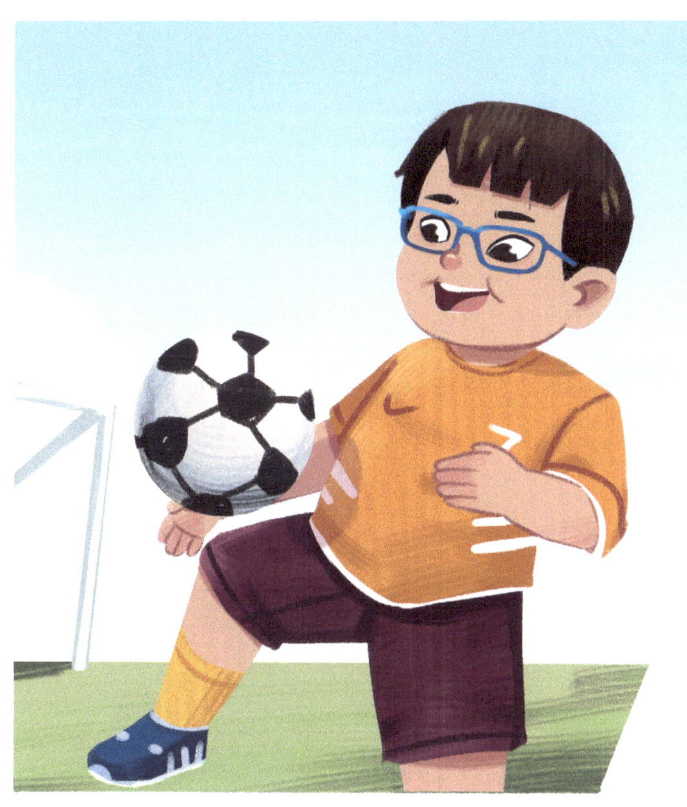

Chaly replied that he likes soccer and swimming. He will try to eat more vegetables.

Tshaj Lij teb tias nws nyiam ncaws pob thiab nyiam ua luam dej. Nws mam noj zaub nplooj ntsuab kom ntau.

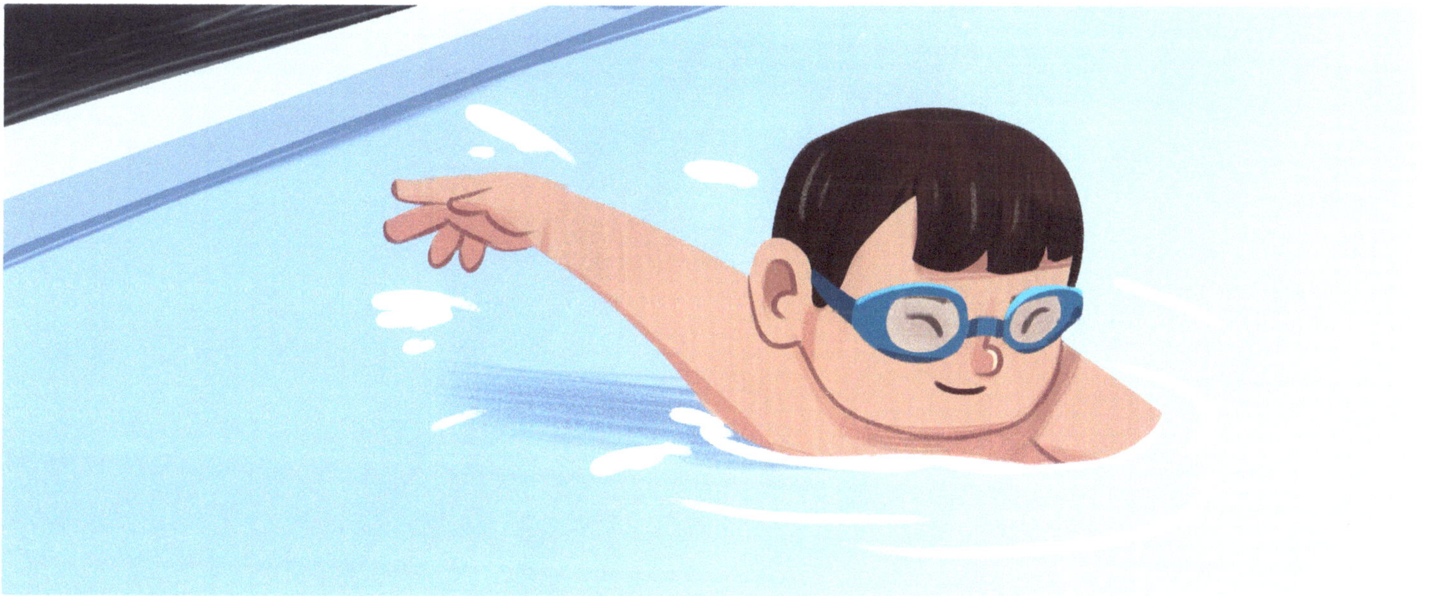

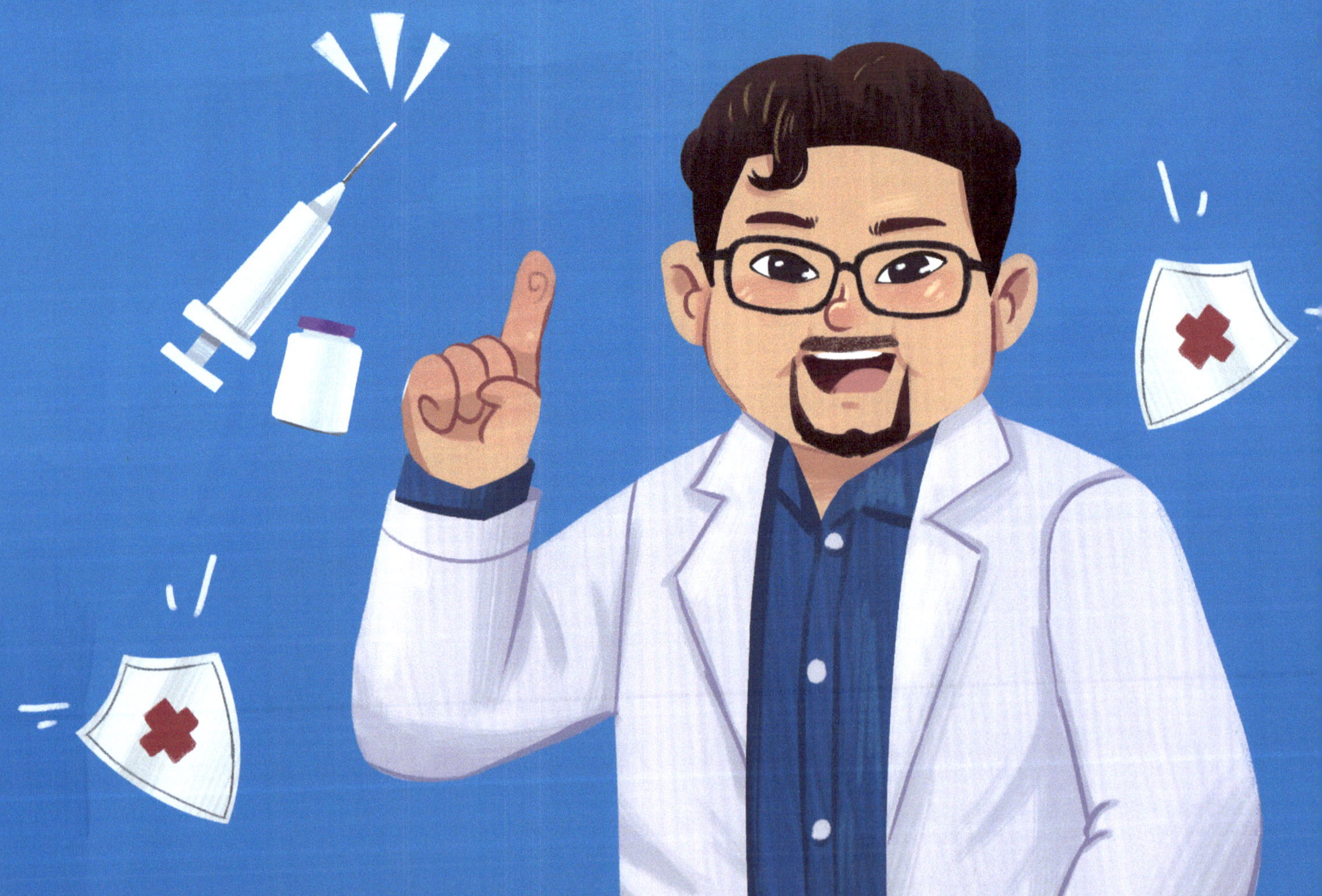

Dr. Kong Mong recommended Chaly to get vaccines to prevent illness and protect from severe illness.

Dr. Koob Hmoov pom zoo Tshaj Lij txhaj tshuaj tiv thaiv kab mob kom txhob muaj mob loj.

The nurse gave Chaly a flu shot in his shoulder.

*Tus nurse txhaj koob tshuaj tiv thaiv
kab mob rau Tshaj Lij lub xub pwg.*

The vaccine hurts only
a little bit for a short time.

Nws mob me me tam sim xwb.

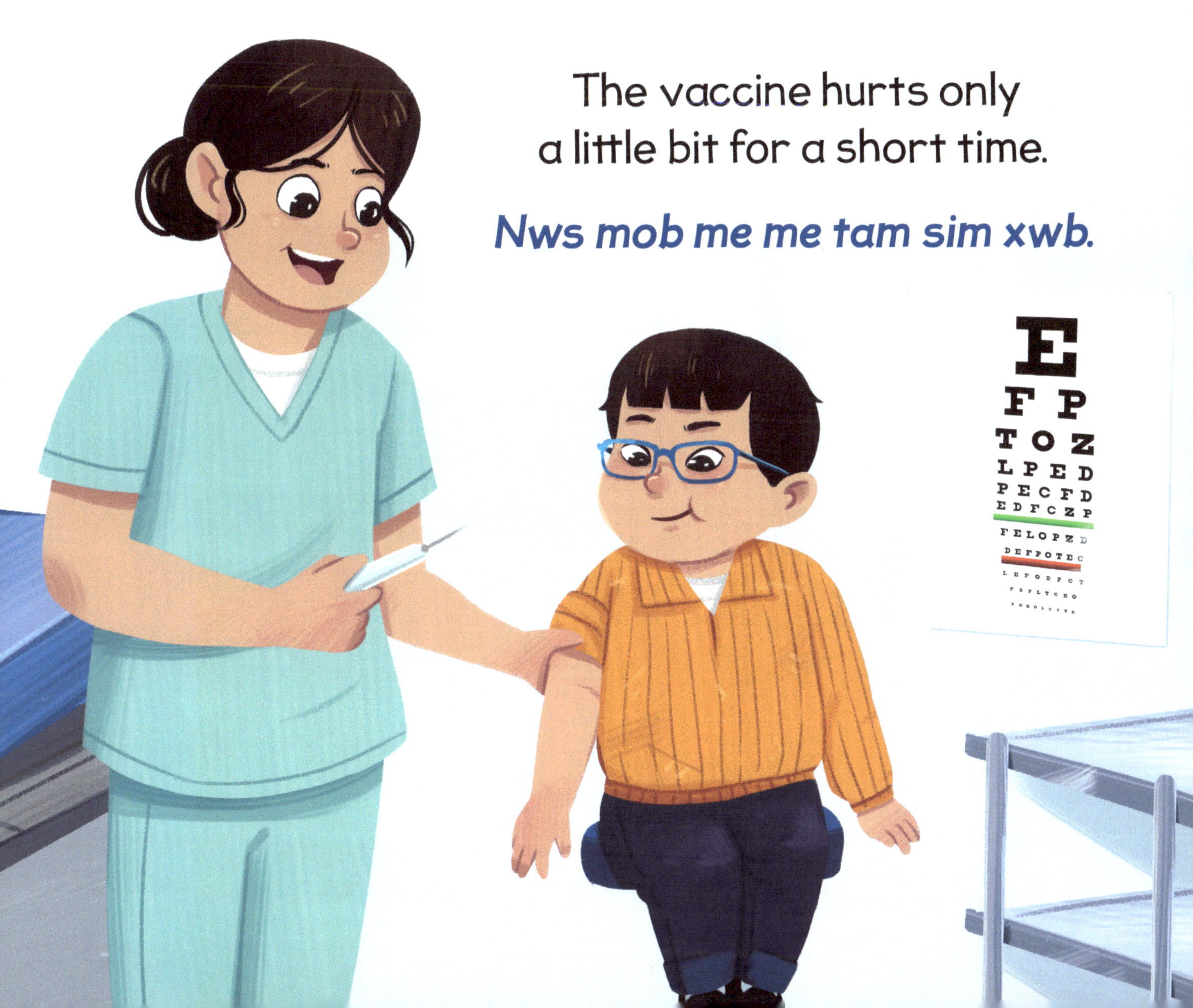

The nurse applied fluoride to protect
Chaly's teeth.

*Tus nurse pleev tshuaj flouride rau Tshaj Lij cov
hniav kom rua thiab khov.*

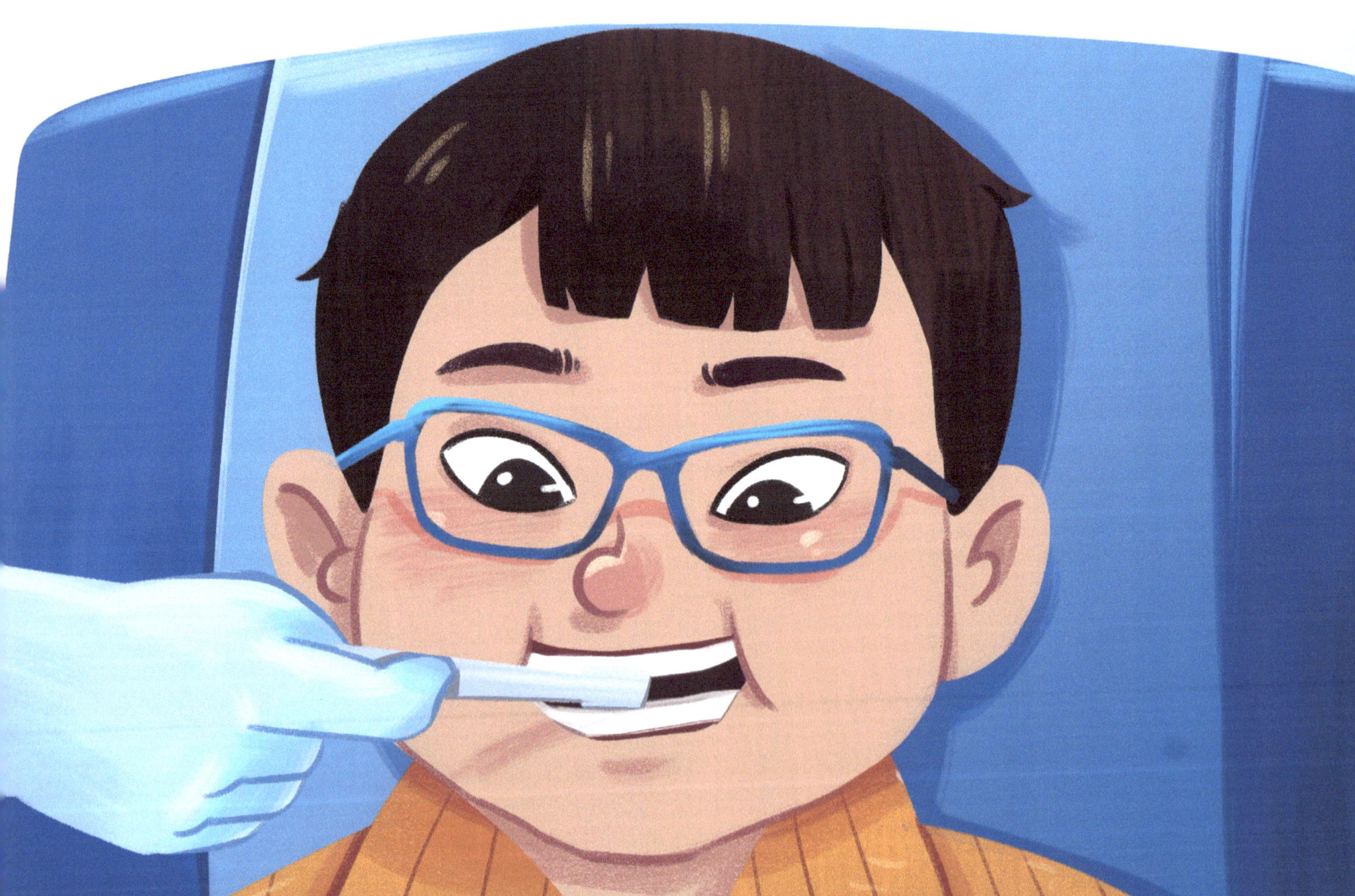

Dr. Kong Mong gave Chaly a book about health.

Dr. Koob Hmoov muab ib phau ntawv rau Tshaj Lij qhia txog kev noj qab nyob zoo.

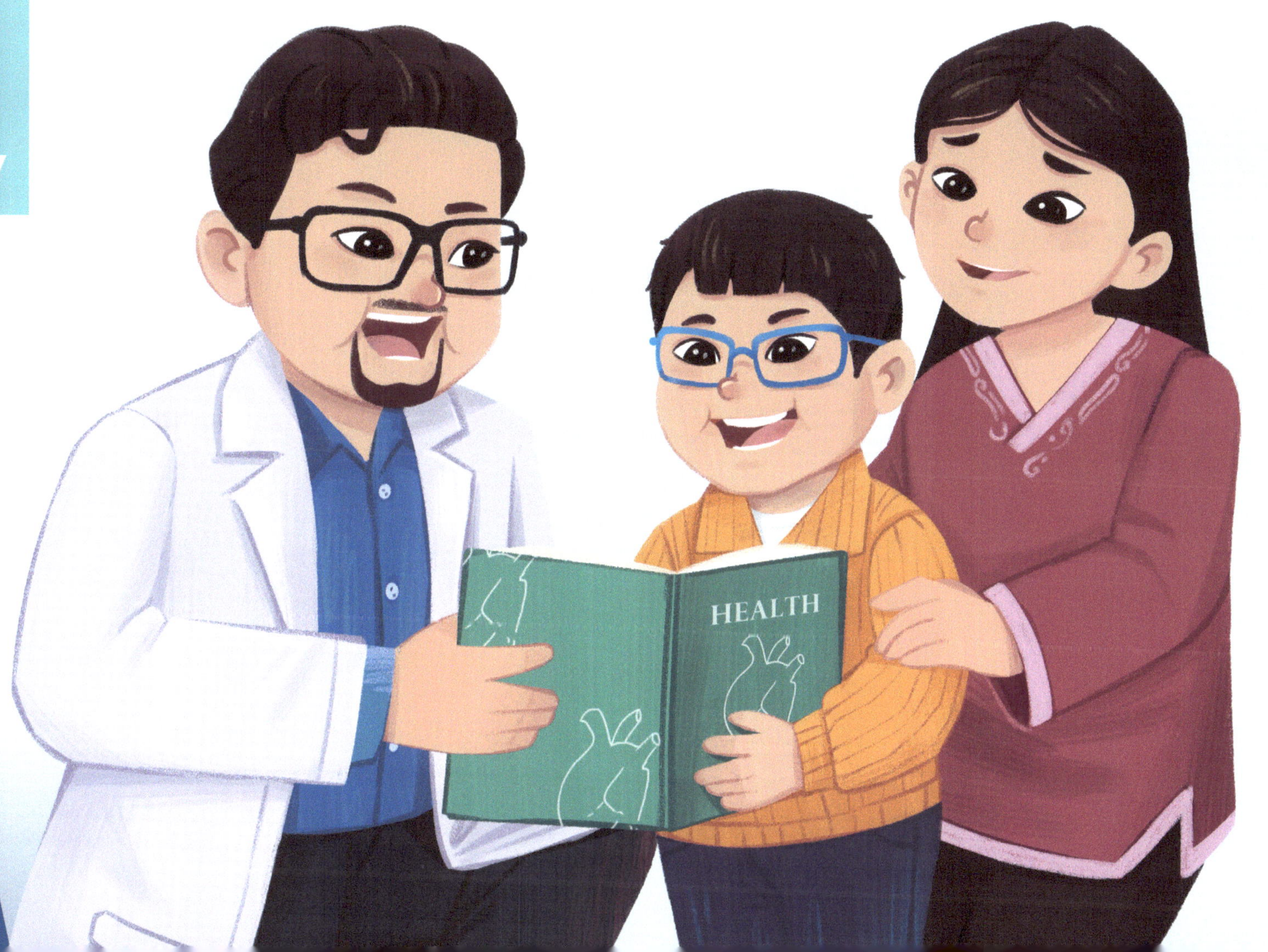

He will see Chaly, again, next year.

Dr. Koob Hmoov hais tias mam ntsib Tshaj Lij lwm xyoo.

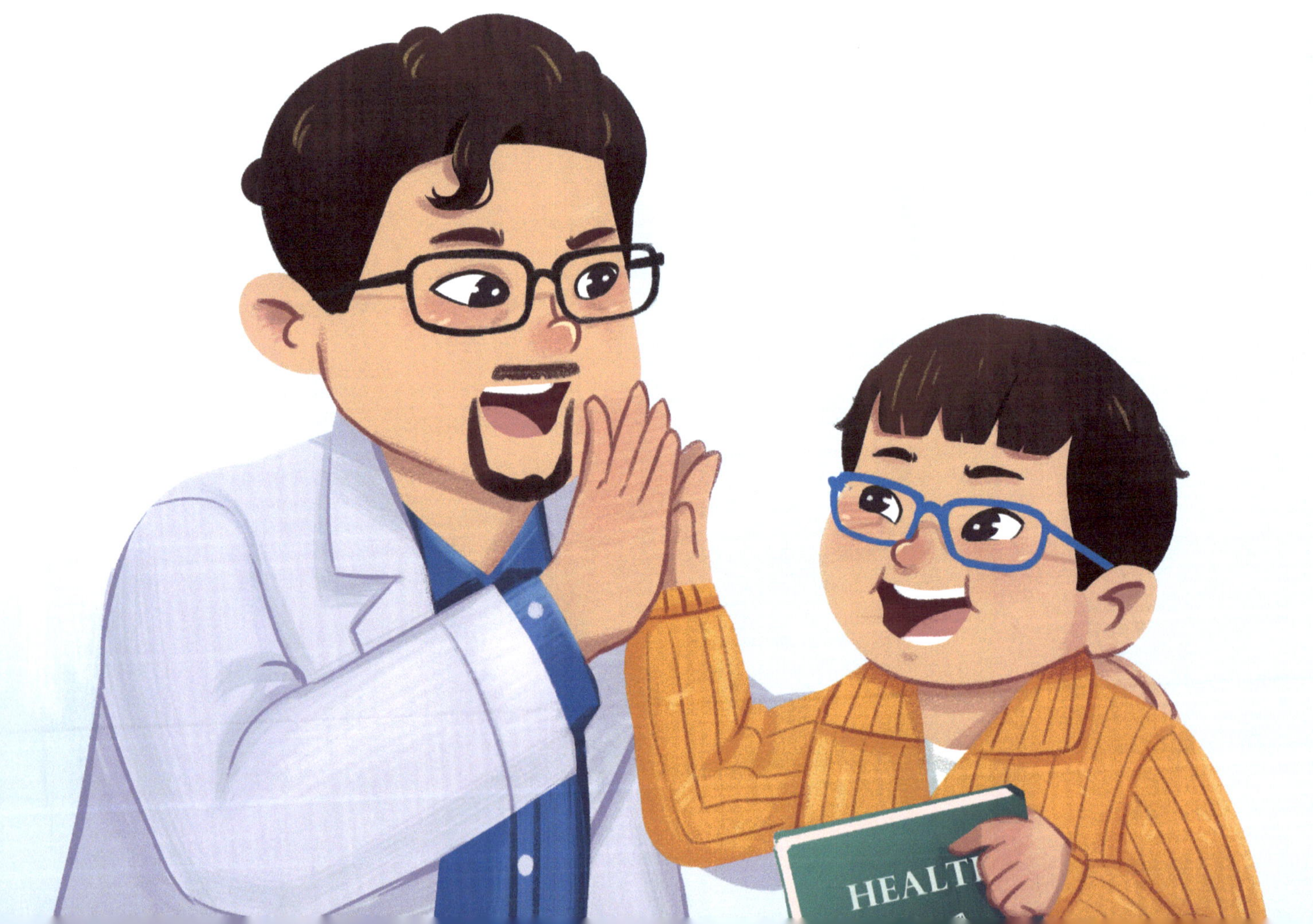

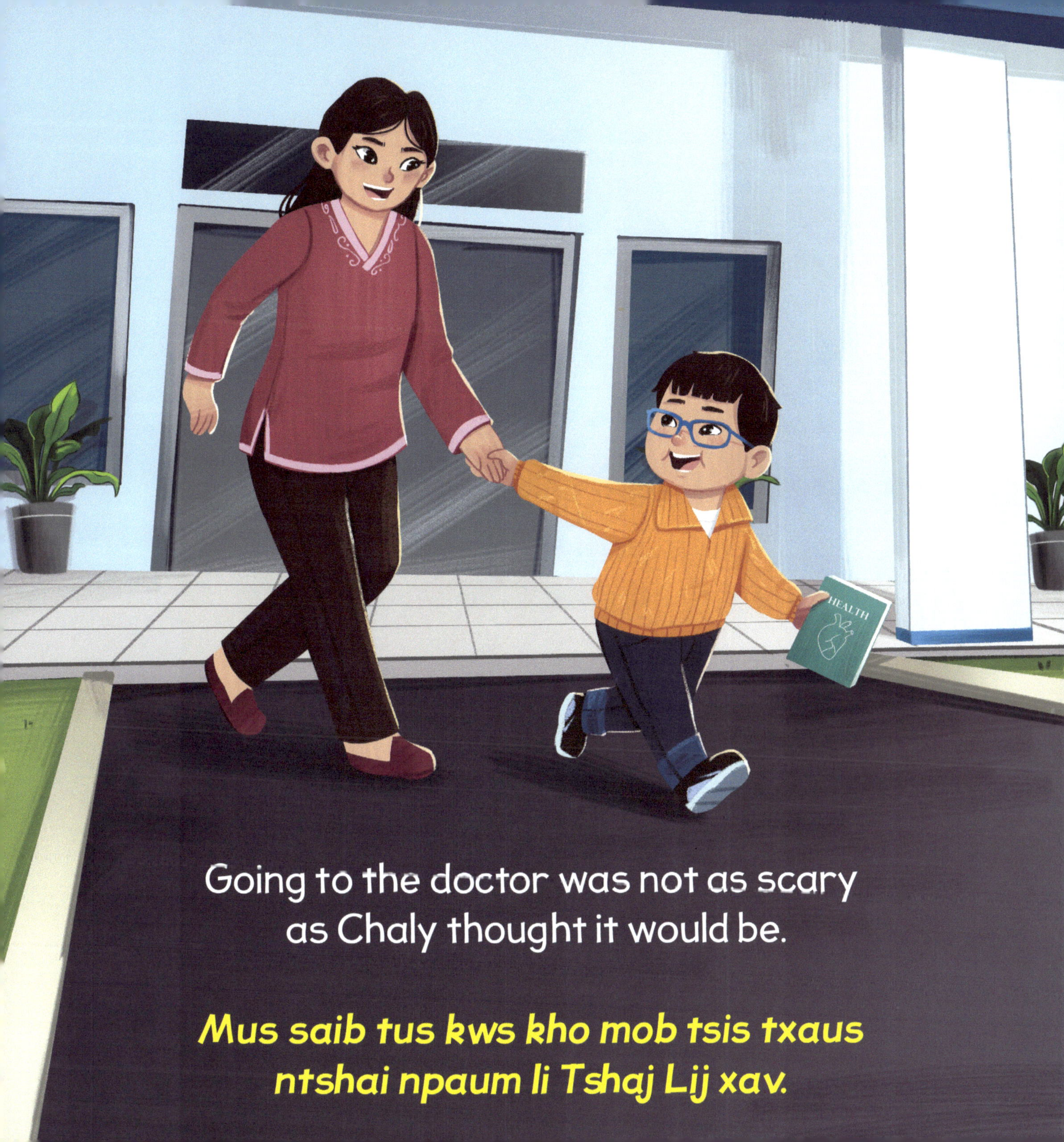

Going to the doctor was not as scary
as Chaly thought it would be.

*Mus saib tus kws kho mob tsis txaus
ntshai npaum li Tshaj Lij xav.*

About Author

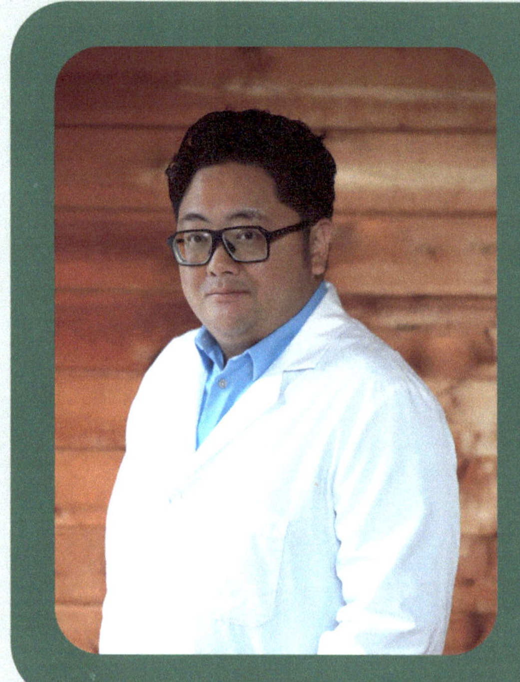

Dr. Chee Vang is a family physician that practices medicine in the Twin Cities area of Minnesota to help provide primary care to infants, adolescents and adults. His patients come from very diverse economic, cultural and religious backgrounds. When he is not working, he spends his time with his own family by going hiking, exploring, and swimming.